HIPERATIVIDADE
Como ajudar seu filho

Dados Internacionais de Catalogação na Publicação (CIP)
(Câmara Brasileira do Livro, SP, Brasil)

Jones, Maggie, 1953-
 Hiperatividade: como ajudar seu filho / Maggie Jones; [tradução Denise Maria Bolanho]. — São Paulo: Plexus Editora, 2004.

 Título original: Hyperactivity: what's the alternative?
 Bibliografia.
 ISBN 85-85689-74-9

 1. Crianças com transtorno de déficit de atenção 2. Crianças hiperativas 3. Transtorno de déficit de atenção com hiperatividade I. Título.

	CDD-618.928589
03-7468	NLM-WS 350

Índices para catálogo sistemático:

1. Crianças com transtorno de déficit de atenção com
   hiperatividade: Medicina   618.928589
2. Hiperatividade com déficit de atenção: Pediatria:
   Medicina   618.928589

Compre em lugar de fotocopiar.
Cada real que você dá por um livro recompensa seus autores
e os convida a produzir mais sobre o tema;
incentiva seus editores a encomendar, traduzir e publicar
outras obras sobre o assunto;
e paga aos livreiros por estocar e levar até você livros
para a sua informação e o seu entretenimento.
Cada real que você dá pela fotocópia não autorizada de um livro
financia o crime
e ajuda a matar a produção intelectual de seu país.

HIPERATIVIDADE
Como ajudar seu filho

Maggie Jones

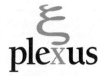

Do original em língua inglesa
HYPERACTIVITY: WHAT'S THE ALTERNATIVE?
Help your child overcome Attention Deficit Hyperactivity Disorder
Texto© Maggie Jones 2000
Publicado na Grã-Bretanha por Vega Books, Londres, Reino Unido
Direitos desta tradução adquiridos por Summus Editorial

Capa: **Ana Lima**
Tradução: **Denise Maria Bolanho**
Editoração e Fotolitos: **All Print**

Plexus Editora

Departamento editorial:
Rua Itapicuru, 613 – 7º andar
05006-000 – São Paulo – SP
Fone: (11) 3862-3530
Fax: (11) 3872-7476
e-mail: plexus@plexus.com.br

Atendimento ao consumidor:
Summus Editorial
Fone: (11) 3865-9890

Vendas por atacado:
Fone: (11) 3873-8638
Fax: (11) 3873-7085
e-mail: vendas@summus.com.br

Impresso no Brasil

Sumário

Introdução 7

1   O que causa a hiperatividade? 15

2   Ajudando seu filho 37

3   Tratamento médico 69

4   Tratamentos alternativos 85

5   Enquanto eles crescem 109

Apêndice: Critérios do DDAH 121

Leitura complementar 125

Introdução

"Meu filho é hiperativo" é uma afirmação bastante comum que pode ser ouvida em pré-escolas, grupos de mães e filhos e em *playgrounds* de todo o país. Embora bastante comum, o termo "hiperatividade" é muito mal empregado. As pesquisas mostram que, pelo menos uma parte do tempo, 30 por cento dos pais descrevem seu filho como "hiperativo". Cerca de um entre dez pais diriam que seu filho teve um sério problema de hiperatividade. Pesquisadores norte-americanos estimaram que de 5 a 8 por cento das crianças têm esse problema, enquanto os especialistas britânicos acreditam que o número de crianças com verdadeira hiperatividade seja tão pouco quanto uma em cem, ou até mesmo uma em duzentas.

Embora tenha havido muita controvérsia a respeito das causas e da exata definição dessa síndrome bem como sobre o número de crianças afetadas, a hiperatividade é agora reconhecida pela medicina e denominada Distúrbio de Déficit de Atenção (DDA) – ou Distúrbio de Déficit de Atenção por Hiperatividade (DDAH). Por vezes, as pessoas ainda se referem a ela como "síndrome hipercinética", embora o termo esteja atualmente caindo em desuso.

Alguns médicos acreditam que a hiperatividade seja, de fato, simplesmente um extremo do espectro normal do comportamento; todos sabem que algumas crianças são muito mais ativas do que outras e possuem um temperamento mais impulsivo ou curioso; outras ainda precisam de menos horas de sono do que as demais. Muitas vezes, essas tendências são herdadas e, assim, há alguma verdade na suspeita de que algumas crianças simplesmente "nascem hiperativas", e de que os pais hiperativos têm muito mais probabilidade de ter filhos hiperativos. Estudos com gêmeos também mostram um fator genético, com 50 por cento de gêmeos idênticos sendo hiperativos. Pesquisas recentes mostraram diferenças no cérebro de crianças hiperativas (ver Capítulo 1).

Em alguns casos raros, a hiperatividade pode ser o resultado de um pequeno dano cerebral causado durante a gravidez ou o parto. Ela também pode ser causada por substâncias químicas e outras substâncias prejudiciais presentes no ambiente. Recentemente, a hiperatividade tem sido associada ao envenenamento por chumbo, que é muito mais comum do que se pensava, e às substâncias químicas artificiais nos alimentos, como corantes, aromatizantes e conservantes. A hiperatividade também pode estar associada a drogas como esteróides, comumente utilizadas no tratamento de eczema, asma e outras alergias comuns na infância. O comportamento hiperativo nas crianças também tem sido associado à cafeína – encontrada em refrigerantes, chocolate e doces –, e às alergias e à intolerância a alimentos.

De todas as controvérsias que cercam as causas e o tratamento da hiperatividade, nenhuma é mais controversa do que a questão da alimentação. Muitos livros e artigos têm sido publicados afirmando que a principal causa da hiperatividade é a intolerância a determinados alimentos e, portanto, o principal tratamento é a identificação e eliminação desses alimentos da dieta. Muitos grupos de apoio para pais de crianças hiperativas recomendam determinadas dietas e os pais declaram graus variados de sucesso. Os médicos mostram-se bastante divididos no que se refere à dieta, com alguns apoiando a teoria e outros rejeitando-a totalmente. Há diversas dietas para o tratamento de crianças hiperativas e elas serão examinadas no Capítulo 2.

Os meninos têm muito mais probabilidade de ser diagnosticados como hiperativos – cerca de quatro ou cinco vezes mais – do que as meninas. Embora possa haver uma base genética para tal diagnóstico, em parte isso também pode ocorrer porque em geral os meninos parecem ser fisicamente mais barulhentos e ativos do que as meninas; se essa tendência for exagerada, provavelmente será mais problemática. Na realidade, os meninos podem ser estimulados a ser fisicamente mais ativos: os meninos quietos, tímidos, com freqüência são considerados "bobos". Espera-se que eles sejam mais agressivos, extrovertidos e ativos do que as meninas, e talvez por isso não nos surpreenda o fato de haver mais meninos que se comportam "mal".

Até certo ponto, a hiperatividade também está na mente do observador – algumas pessoas esperam que as crianças sejam ativas e impetuosas e toleram ou até mesmo aprovam esse comportamento, enquanto outras esperam que elas sejam mais tranqüilas e obedientes. Algumas vezes as crianças são rotuladas de hiperativas quando seus pais ou outras pessoas simplesmente têm expectativas bastante irracionais a respeito de como uma criança deve se comportar.

Contudo, a verdadeira hiperatividade, ou DDAH, é um padrão de comportamento agitado, desatento e impulsivo, no qual a criança não consegue ficar parada, nem prestar atenção por mais do que um breve período de tempo, e não se concentra em jogos, brinquedos ou atividades, bem como em outras crianças da mesma idade. As crianças hiperativas muitas vezes não conseguem um bom desempenho na escola e tendem a ficar atrasadas com relação a seus colegas. Elas podem ter problemas com a leitura e a aprendizagem de outras habilidades básicas. Com freqüência o DDAH é acompanhado de outros atrasos no desenvolvimento, como falta de habilidade (dispraxia) e atraso na fala.

A criança hiperativa em geral não percebe que tem um problema e não compreende a reação das outras pessoas. "Eu estou sempre com problemas", "Por que as pessoas sempre gritam comigo?" e "Eu não consigo fazer minhas lições" são queixas comuns. Elas podem ter dificuldade para fazer amigos e se relacionar bem com as outras crianças. Se esses problemas não forem considerados, uma criança com DDAH pode descobrir que suas chances na vida parecem estar bastante reduzidas.

A hiperatividade pode estar associada a outras condições. Com freqüência, os distúrbios do sono desempenham um papel nisso. A falta de sono pode ser provocada pelo DDAH, mas também pode ser a sua causa. A criança que não dorme o suficiente ficará cansada, irascível, desajeitada e incapaz de se concentrar durante o dia.

Muitos elementos da vida moderna podem contribuir para o problema da hiperatividade. Hoje, o ritmo é muito mais rápido do que no passado. Atualmente as crianças precisam lidar com um bombardeio de informações, estímulo e entretenimento oferecidos pela televisão, pelos jogos de computador, pelas atividades organizadas, pelos clubes e pela mídia em geral. Apesar de serem mentalmente superestimuladas, pode faltar às crianças modernas o exercício físico que as deixaria saudavelmente cansadas. Muitas crianças não caminham mais até a escola devido ao perigo nas ruas e ao medo de ataques de pessoas que poderiam abusar delas. Além disso, muitas escolas, especialmente nas áreas metropolitanas, têm pouco espaço ao ar livre para brincadeiras na hora do intervalo ou do lanche ou para a prática de esportes. Hoje em dia as crianças gastam muito menos tempo caminhando de casa para a escola, brincando na rua ou jogando futebol no parque. A criança moderna com freqüência precisa ficar dentro de casa ou realizando atividades supervisionadas, em vez de ter liberdade física.

Os programas de televisão apresentam-se em episódios cada vez mais curtos, exigindo uma quantidade cada vez menor de atenção. Os filmes têm uma ação cada vez mais rápida e furiosa, passando de um clímax para outro em rápida sucessão. As crianças não conseguem se manter imunes a essas tendências acabando por achar que esse mesmo ritmo rápido deve ser aplicado na escola e em casa, o que diminui a possibilidade de ficarem algum tempo concentradas em tarefas mais lentas que exijam uma atenção mais duradoura.

Outro problema é a ênfase crescente que a nossa sociedade dá ao desenvolvimento de habilidades intelectuais e ao sucesso nas provas escolares, em parte devido ao declínio dos trabalhos manuais e das matérias que ofereçam uma abordagem prática à aprendizagem. A escolha agora está entre obter qualificações no ensino formal ou ter um emprego e, como as provas estão cada vez mais competitivas, uma geração de crianças está sendo forçada a obter cada vez mais vitórias na escola. O estabelecimento de objetivos levou professores e pais a se concentrar nas crianças que não estão obtendo vitórias e a descobrir os motivos para isso. Como resultado, as crianças que não consideram fáceis as tarefas escolares são cada vez mais classificadas de problemáticas.

As crianças também podem ser superestimuladas e perder a habilidade da concentração. Enquanto no passado elas iam cedo para a cama, para ler ou se divertir no quarto, atualmente elas podem ficar acordadas até mais tarde, assistindo à televisão ou a vídeos, ou participando de atividades sociais. Essa tendência está aumentando, em parte porque há um número maior de mães que trabalham fora e o único período em que podem ficar com seus filhos é à noite. As refeições também se tornaram mais fragmentadas, com as crianças tendendo a fazer lanches e a ingerir menos alimentos saudáveis. A hiperatividade pode estar associada a uma diminuição do açúcar no sangue provocada por uma dieta pobre e longos intervalos entre as refeições. Muitos lanches com doces e carboidratos refinados provocam um aumento repentino de açúcar no sangue, o que pode tornar a criança muito ativa, levando a uma rápida "prostração" posterior, à medida que o nível de açúcar no sangue diminui. Tal situação leva à irritabilidade, à falta de concentração e a um comportamento inconstante.

Há evidências de que a educação de uma criança também pode influir na hiperatividade. As crianças pertencentes a famílias instáveis, caóticas, ou que vivem em famílias em que há desarmonia ou em que talvez não recebam a atenção necessária para aprender brincadeiras construtivas, podem tornar-se hiperativas ou desenvolver problemas de comportamento. Assim, é muito importante que as causas do comportamento hiperativo sejam examinadas e seja feito um diagnóstico adequado antes de iniciar um tratamento.

A hiperatividade pode ser tratada?

Os pais cujo filho é diagnosticado como hiperativo têm diversas escolhas para o seu tratamento. Em casos graves, os médicos ortodoxos podem recomendar medicamentos para acalmar a criança e, dessa forma, diminuir os problemas comportamentais e ajudá-la a se concentrar na escola. Curiosamente, as drogas normalmente utilizadas para tratar a hiperatividade são estimulantes e não tranqüilizantes. Isso ocorre porque tais drogas estimulam partes do cérebro que na verdade não estão funcionando adequadamente na criança hiperativa. O fato de que essas drogas podem, em alguns casos, ser efetivas é evidência de uma possível disfunção específica no cérebro, causando a hiperatividade.

Algumas vezes, o tratamento de curto prazo pode ajudar a acalmar seu filho enquanto novos padrões de comportamento estão sendo aprendidos. De qualquer modo, as drogas tendem a se tornar menos eficazes com o tempo e, portanto, o tratamento a longo prazo raramente é recomendado. Contudo, muitos pais sentem-se compreensivelmente ansiosos quanto à utilização de medicamentos fortes, sobretudo porque é sabido que as drogas podem apresentar efeitos colaterais (ver Capítulo 3). A principal alternativa às drogas é a terapia comportamental, normalmente realizada com a participação de um psicólogo clínico ou educacional. Com freqüência, também são recomendados a terapia comportamental para a criança e algumas vezes o aconselhamento para a família. Em geral, essa medida visa ajudar os pais a criar rotinas para seu filho e descobrir formas de recompensar o comportamento bom e ao mesmo tempo desencorajar o comportamento destrutivo.

Além dessas terapias convencionais, há uma variedade de terapias alternativas ou complementares que podem ter resultados muito bons com crianças hiperativas. A homeopatia, a osteopatia cranial, a aromaterapia, a visualização e as técnicas de relaxamento em particular podem ser muito benéficas. Elas serão examinadas em detalhe no Capítulo 4. A terapia nutricional também pode ser de grande auxílio bem como a detecção de alergias ou intolerâncias a alimentos com a alteração da dieta do seu filho para eliminá-los. Esses são fatores que podem produzir resultados significativos, conforme detalhado no Capítulo 2.

Se você acha que seu filho pode ser hiperativo, é muito importante buscar ajuda. Muitos pais sentem que são acusados pelo comportamento difícil de seu filho e acabam por se sentir culpados e incompreendidos. Há maneiras de tornar a vida mais fácil para você e para seu filho. Se os professores e a equipe da escola reconhecem o problema, há maneiras de ajudá-lo na escola também. Se você agir agora, terá a oportunidade de ajudar seu filho a eliminar um círculo vicioso de estigmas e fracassos e de colocá-lo no caminho de uma vida feliz e gratificante.

1

O que causa a hiperatividade?

A hiperatividade ou Distúrbio de Déficit de Atenção por Hiperatividade (DDAH) é um distúrbio comportamental, não uma doença. Por isso, muitas pessoas supõem que ele é causado pela má educação ou por pessoas que "deixam os filhos escapar do controle", ou rotulam as crianças com DDAH de levadas, preguiçosas e estúpidas. Na verdade, isso está longe da verdade. O DDAH é um distúrbio real, embora só tenha chamado a atenção dos médicos recentemente e, portanto, é provável que não tenha sido discutido durante seu treinamento. Ele é encontrado nas duas classificações internacionais de distúrbios mentais e é em geral reconhecido no mundo inteiro.

Contudo, há um abismo entre a maneira como o distúrbio costumava ser visto na Inglaterra e na Europa e como ele é visto nos Estados Unidos. Na Inglaterra, a opinião apoiada pelo influente professor Michael Rutter, ex-chefe do Departamento de Psiquiatria da Infância e Adolescência do Instituto de Psiquiatria em Londres, é a de que a hiperatividade era rara e em geral estava associada a um QI baixo, à epilepsia e a outros distúrbios. Essa opinião foi reiterada em um documento de co-autoria do professor Rutter em 1985. Em nítido contraste, nos Estados Unidos a opinião era, e continua sendo, de que a hiperatividade com freqüência não está associada a dano cerebral, mas é um nível de atividade mais elevado do que o normal e bastante comum nas crianças. Como resultado, o DDAH foi amplamente ignorado pela comunidade médica britânica e pelos psiquiatras infantis até recentemente, enquanto nos Estados Unidos foi realizado um número bem maior de pesquisas.

Influências genéticas

É senso comum que existe um componente genético na hiperatividade. Para começar, ela é muito mais comum nos meninos do que nas meninas – cerca de quatro a cinco vezes. Os meninos em geral parecem ser mais vulneráveis do que as meninas a uma série de distúrbios de desenvolvimento que variam da dislexia ao autismo, logo tal fato não parece ser surpreendente. Naturalmente, os meninos são com freqüência fisicamente mais ativos e impulsivos do que as meninas, portanto essas características podem estar mais facilmente exageradas.

Do mesmo modo, está claro que essas diferenças de gênero estão presentes no cérebro do bebê em gestação. Parece que o cérebro de um menino se desenvolve mais lentamente do que o de uma menina. Os lados esquerdo e direito do cérebro de um menino também mostram menos conexões entre si. Um lado do cérebro comanda a linguagem e o raciocínio e o outro, o movimento, as emoções e a percepção de espaço e posição. As duas metades comunicam-se uma com a outra por meio de um feixe de nervos chamado corpo caloso. O número desses nervos é proporcionalmente menor nos meninos – e mensuravelmente menor em crianças com DDAH.

A varredura do cérebro com Imagem por Ressonância Magnética (IRM) de crianças executando determinadas tarefas mostra que os meninos tendem a lidar com certos problemas utilizando apenas um lado do cérebro, enquanto as meninas utilizam ambos os lados. As varreduras realmente mostram as diferentes partes do cérebro se iluminando enquanto as crianças trabalham. O lado direito do cérebro de um menino possui de fato mais conexões internas, o que pode explicar a sua tendência a ter mais sucesso em matemática, que é amplamente uma atividade do lado direito do cérebro.

Como as meninas possuem mais conexões entre os dois lados do cérebro, elas podem achar mais fácil encontrar novos caminhos quando há algum dano no cérebro. Isso pode explicar por que as mulheres se recuperam mais rapidamente de derrames e lesões cerebrais do que os homens bem como ajudar a explicar por que os meninos são mais predispostos a distúrbios como dislexia, DDAH, autismo etc.

Pode haver outras razões para o fato de o DDAH ser mais comum nos meninos. A testosterona, um hormônio masculino produzido pelo feto masculino que surge na puberdade, tende a tornar os meninos mais agressivos e fisicamente mais ativos e sendo essas também características exageradas no DDAH.

O primeiro importante estudo do DDAH em gêmeos a mostrar uma nítida influência genética foi realizado por pesquisadores britânicos em 1989. Eles compararam 29 gêmeos idênticos e 45 gêmeos não-idênticos do mesmo sexo. Eles descobriram que 51 por cento dos gêmeos idênticos tinham hiperatividade enquanto apenas 33 por cento dos gêmeos não-idênticos eram afetados pelo distúrbio. Eles concluíram que a hereditariedade era uma causa mais importante do que os problemas comportamentais da família, considerados pelos pesquisadores como sendo provavelmente mais um resultado da presença de crianças hiperativas do que a sua causa.

O Colorado Reading Project estudou 81 gêmeos idênticos e 52 gêmeos não-idênticos do mesmo sexo que apresentavam problemas de leitura e descobriu que 81 por cento dos gêmeos idênticos e 29 por cento dos não-idênticos sofriam de DDAH, novamente apontando para uma causa genética.

Distúrbio cerebral e DDAH

Recentemente, muitos estudos buscaram a causa do DDAH. Uma área de pesquisa tem sido a da produção de dopamina, uma substância produzida naturalmente no cérebro. A dopamina é um neurotransmissor que ajuda a transmitir mensagens dentro do cérebro. Uma das teorias é a de que nas crianças com DDAH é produzida uma quantidade insuficiente de dopamina em áreas fundamentais do cérebro.

A IRM tem sido usada para examinar a estrutura do cérebro em crianças com DDAH. Um estudo, publicado nos Estados Unidos em 1994, comparou a parte anterior do cérebro de dezoito meninos com DDAH à de dezoito meninos "normais". Descobriu-se que o rostro e o corpo rostral, duas regiões frontais da parte do cérebro, eram significativamente menores nos meninos com DDAH. Essa descoberta indica que os meninos com DDAH têm uma deficiência nessa região do cérebro que inibe respostas, o que parece ser o principal problema com os portadores de DDAH. Outra diferença no cérebro foi a de que, enquanto nas crianças "normais" uma área chamada núcleo caudado direito é normalmente maior do que o esquerdo, nas crianças com DDAH os dois núcleos eram do mesmo tamanho. Os pesquisadores também descobriram que o fluxo de sangue no cérebro nas crianças com DDAH era menor na região do núcleo caudado e especialmente reduzido no lado direito.

É sabido que a disfunção do córtex pré-frontal pode resultar em dano na habilidade de concentração e no direcionamento intencional da atenção. Ela também pode causar dano na habilidade para desempenhar determinadas tarefas, como a Tarefa de Resposta Oculomotora Adiada, considerada indicativa da função normal dessa parte frontal do cérebro. A Tarefa de Resposta Oculomotora Adiada é um teste no qual se pede à criança que olhe para um estímulo visual e depois apresente uma resposta motora, a fim de verificar o intervalo de tempo em que ela é adiada, com o objetivo de testar a velocidade da resposta visual para a resposta manual. Um estudo comparando treze crianças com DDAH com dez crianças "normais" mostrou que as crianças com DDAH eram menos capazes de adiar a sua resposta e moviam o olhar muito rapidamente, mostrando ser provável a existência de uma disfunção na atividade cortical pré-frontal.

Dano cerebral no parto ou na infância

Não há dúvida de que parte da hiperatividade é causada por dano cerebral no parto ou na infância. Algumas vezes, os bebês são privados de oxigênio durante o parto, o que pode provocar distúrbios comportamentais ou hiperatividade. Contudo, a maioria dos bebês que tiveram um parto difícil não é afetada desse modo e essa não é a causa de hiperatividade na maior parte das crianças.

O dano pode ser causado ao cérebro em desenvolvimento durante a gravidez se as mães ingerirem álcool em excesso, tomarem drogas ou fumarem demais. A síndrome do álcool fetal com freqüência inclui a hiperatividade.

O dano cerebral provocado por acidente com pancada na cabeça pode causar hiperatividade bem como outros sintomas, mas essa é uma causa incomum e a maioria dos pais estará consciente da causa se o comportamento do filho mudar após um ferimento na cabeça.

Temperamento difícil e desenvolvimento lento

Todos os bebês nascem diferentes e suas necessidades de sono e seus níveis de atividade variam muito. Há os bebês "bons" que dormem o dia inteiro, acordando apenas para mamar, e há outros que ficam acordados porém satisfeitos, que ficam felizes deitados, gorgolejando e agitando braços e pernas. Outros ficam felizes desde que sejam levados ao colo e outros são agitados, algumas vezes difíceis de ser alimentados e choram muito. Eles podem acordar com facilidade, movimentar muito os membros e é difícil acalmá-los.

Muitas dessas crianças têm um começo difícil mas depois se acalmam e quando começam a andar já estão brincando e dormindo como as outras crianças. Em algumas, no entanto, as dificuldades continuam. O bebê que começa a andar pode ser extremamente ativo, mexendo em tudo, aborrecendo-se facilmente e sendo muito exigente. No extremo desse comportamento normal está a hiperatividade. A linha que divide a criança normalmente ativa e a criança anormalmente hiperativa é muito tênue.

O humor das crianças também é importante. É muito mais fácil lidar com a criança que é fisicamente muito ativa mas sorri, ri e é feliz, do que com uma igualmente ativa que chora, é irritada e infeliz. Diferentes crianças combinam com diferentes pais também. O bebê ativo com pais ativos, que adoram brincadeiras brutas, gostam de ficar ao ar livre e estão sempre ocupados, pode se adaptar bem, enquanto a mesma criança cujos pais são tranqüilos e adoram ficar dentro de casa relaxando ou lendo livros pode acabar sentindo-se totalmente frustrada e fazendo os pais subir pelas paredes.

Algumas crianças se desenvolvem mais devagar do que outras. Isso pode não ser permanente; com freqüência uma criança com desenvolvimento lento vai alcançar as outras da mesma idade e logo estará no mesmo nível delas. Há evidências de que um pouco de hiperatividade pode ser justamente uma forma de desenvolvimento lento. Essas podem ser as crianças que tendem a "amadurecer" e a se acalmar antes de atingir a adolescência.

Dieta

Há diversas teorias a respeito do papel da nutrição na hiperatividade, incluindo o fato de que as crianças podem ter sensibilidade e alergia a determinados alimentos. O diagnóstico de alergias e intolerâncias alimentares bem como dietas para ajudar esses problemas serão examinados no Capítulo 2. Entretanto, também há teorias de que a hiperatividade pode ser causada por um distúrbio metabólico.

Algumas pesquisas ressaltam o fato de que as crianças com DDAH podem ter minerais e vitaminas insuficientes em sua dieta e que essa pode ser a causa do problema. O zinco, o magnésio, a vitamina C e as vitaminas B3, B6 e B12 (ácido fólico) foram implicados e estão relacionados ao metabolismo dos ácidos graxos essenciais. Uma equipe israelense que publicou em 1996 uma pesquisa sobre deficiências de vitaminas e minerais em crianças com DDAH desco-

HIPERATIVIDADE   21

briu que os níveis de zinco eram significativamente mais baixos no grupo de crianças com DDAH do que naquelas do grupo de controle. Descobertas semelhantes também foram publicadas em outros trabalhos. A melhor maneira para ter certeza de que seu filho está obtendo todas as vitaminas e os minerais é oferecer-lhe uma dieta saudável e balanceada. Contudo, as crianças cuja dieta é restrita devido a alergias alimentares podem obter uma quantidade insuficiente de determinadas vitaminas e minerais, assim como aquelas com um paladar "difícil". Nesse caso, seu filho pode se beneficiar com complementos dietéticos. Talvez você precise conversar com seu médico ou com um nutricionista a respeito da dosagem recomendada.

Outras associações

As pesquisas também apontaram para outros possíveis fatores dietéticos como uma das causas da hiperatividade. Um deles é o fato de que uma dieta muito rica em determinadas proteínas pode resultar na formação de uma substância chamada P-cresol, que pode ser tóxica para o sistema nervoso (conforme sugerido por experiências com ratos de laboratório). A Divisão de Pesquisa Alimentar na Austrália (CSIRO) realizou essa pesquisa e concluiu que as crianças que consomem grandes quantidades de tirosina podem produzir quantidades excessivas do seu produto decomposto, o P-cresol. Isso pode ser devido a uma deficiência enzimática nas crianças hiperativas. Os pesquisadores do Queen Charlotte's Hospital em Londres, Inglaterra, confirmaram o fato ao descobrirem que determinados aditivos alimentares prejudicavam os métodos habituais pelos quais o corpo se livra do P-cresol. Isso pode explicar o papel dos aditivos na hiperatividade e também por que algumas crianças hiperativas melhoram ao seguirem uma dieta sem leite (o leite contém muita tirosina).

Ácidos graxos essenciais

Uma nova linha de pesquisa, bastante promissora, examina a associação entre o DDAH e a falta de ácidos graxos essenciais que precisam ser ingeridos na dieta porque o corpo não consegue metabolizá-los e são necessários para uma ampla variedade de reações bioquímicas necessárias para o funcionamento saudável do corpo. As crianças com DDAH podem ter falta de ácidos graxos essenciais, seja porque não obtêm o suficiente em sua dieta, porque não conseguem absorver ácidos graxos essenciais dietéticos normalmente do intestino, porque têm uma necessidade mais elevada do que a habitual, ou porque seu corpo não consegue metabolizar normalmente os ácidos graxos essenciais. Muitos pais de crianças hiperativas relatam que seus filhos sentem uma sede excessiva e esse é um sintoma de uma deficiência de ácidos graxos essenciais no corpo.

Essa deficiência pode existir antes do nascimento. A baixa ingestão de ácidos graxos essenciais nas mulheres grávidas tem sido associada a um risco maior de DDAH, dislexia, autismo e esquizofrenia. A falta de ácidos graxos essenciais durante a gravidez é comum. Recentemente, a Organização Mundial de Saúde afirmou que a atual tendência para ingerir alimentos com baixo teor de gordura, como leite e iogurte desnatados, significa que algumas mulheres grávidas não estão obtendo todas as gorduras de que necessitam. Uma mulher adulta saudável precisa de 6-10 gramas de ácidos graxos essenciais todos os dias, enquanto na gravidez essa necessidade quase duplica para cerca de 14 gramas.

Mesmo após o nascimento, o bebê precisa de uma boa ingestão de ácidos graxos essenciais, especialmente um ácido graxo chamado docosahexanóico (DHA), importante para o desenvolvimento do cérebro e dos olhos, pois o bebê é incapaz de produzir esse ácido por si mesmo, pelo menos até os quatro meses de idade. O leite materno é rico em DHA, assim essa é a melhor maneira de alimentar o bebê. As pesquisas mostraram que os bebês alimentados com leite materno ou com uma fórmula enriquecida com DHA têm melhor acuidade visual do que aqueles alimentados com fórmulas sem o acréscimo de DHA. Também foi descoberto que a falta do ácido graxo essencial ômega-3 está associada a problemas comportamentais e de aprendizagem, enquanto a falta de ômega-6 está associada a uma diminuição da imunidade.

Os ácidos graxos essenciais são encontrados naturalmente em legumes e verduras, saladas, nozes e sementes e frutos do mar, portanto, uma dieta rica nesses alimentos deve superar qualquer deficiência. Os dois principais complementos de ácidos graxos essenciais são o óleo de onagra, que contém ácidos gamalinoléicos, e o óleo de peixe, que contém ácidos docosahexanóico e eicosapentanóico.

Óleo de onagra

Muitas pessoas descobriram que o óleo de onagra pode ser útil no tratamento da hiperatividade. Esse óleo natural, derivado de sementes de variedades específicas da planta onagra, rico no ácido graxo essencial – ácido gamalinoléico (GLA). O GLA é normalmente produzido pelo corpo com base no ácido graxo ácido linoléico, encontrado amplamente numa dieta normal.

Os pesquisadores da Purdue University nos Estados Unidos realizaram testes os quais demonstraram que alguns meninos com DDAH podem ter dificuldade para metabolizar ácidos graxos essenciais. Eles talvez não tenham a enzima delta-6-desaturase, necessária para converter o ácido cislinoléico dos alimentos em GLA. O GLA está envolvido na produção de prostaglandinas que por sua vez estão envolvidas no sistema imunológico e no comportamento. O acréscimo de GLA na dieta pode ajudar a compensar esse déficit e a melhorar o comportamento da criança hiperativa.

Cafeína

Sabemos que a cafeína é um estimulante e pode deixar os adultos tensos, irritadiços e com problemas de sono, após a ingestão de grandes quantidades. Contudo, o que não é muito conhecido é o fato de que muitos refrigerantes contêm surpreendentes quantidades de cafeína e que as crianças reagem mais a ela do que os adultos, sobretudo quando são pequenas.

A cafeína não pode ser metabolizada por bebês pequenos. As mães que amamentam seus filhos e ingerem grandes quantidades de café provavelmente vão notar que o bebê mostra-se bastante irritado e não dorme, pois o leite da mãe vai conter cerca de 50 por cento do nível de cafeína em sua corrente sanguínea. Como o bebê não consegue eliminar a cafeína, ela permanecerá em seu sistema provocando irritabilidade e insônia muito depois de deixarmos de notar qualquer efeito.

Estudos científicos mostraram que a cafeína afeta o sono e provoca movimentos agitados bem como melhora o desempenho dos atletas. Em excesso, ela pode provocar tremores e uma grande quantidade de café – 300 miligramas ou mais em um adulto – pode provocar tensão, ansiedade e algumas vezes dor de cabeça. Café em excesso pode matar – a dose fatal para um adulto é de cerca de 5.000 miligramas, ou quarenta xícaras de café forte. A cafeína também causa dependência, o que pode ser observado em adultos que tomam 350 miligramas de café por dia – em outras palavras, quatro xícaras de café forte ou oito xícaras de chá.

Contudo, como as crianças metabolizam a cafeína com menos eficiência e têm um peso corporal muito menor, quantidades bem menores de cafeína podem causar efeitos adversos. Nos anos 1980 uma pesquisa descobriu que 65 por cento dos refrigerantes continham cafeína e não somente os do tipo cola. Os refrigerantes continham 38-46 miligramas de cafeína a cada 340 gramas – isso significa que um refrigerante contém tanta cafeína quanto uma xícara de café. Muitas bebidas energéticas contêm níveis mais elevados de cafeína uma vez que servem para aumentar o nível de energia dos atletas. Já foi dito que os fabricantes cinicamente acrescentam cafeína aos refrigerantes porque sabem que ela provoca dependência. Em crianças sensíveis, ela certamente pode causar uma hiperatividade temporária ou piorar um problema geral de DDAH.

O chocolate também contém cafeína. Uma barra de chocolate de 50 gramas contém cerca de 10 miligramas de cafeína. Portanto, se seu filho come chocolate e toma refrigerantes, ele pode estar ingerindo uma dose considerável de cafeína, a qual inevitavelmente terá um efeito em seu comportamento, tornando-o mais ativo, irritadiço e insone.

Marie descobriu que o filho mais velho reagia imediatamente após tomar qualquer refrigerante com cafeína.

"Isso era muito evidente quando ele tinha quatro ou cinco anos de idade. Ele ficava extremamente agitado. Como eu nunca lhe dei esse tipo de bebida, isso sempre acontecia em festas ou quando saíamos com outras pessoas, assim, a princípio eu achava que ele ficava muito excitado devido à situação social. Mas um dia, quando ele me convenceu a lhe dar um refrigerante que alguém deixara quando estávamos em casa, aconteceu a mesma coisa – ele ficou totalmente excitado em questão de minutos, correndo pela casa e atacando o irmão. Naturalmente tivemos de banir totalmente os refrigerantes."

Se você tem um filho hiperativo, a resposta é simples: elimine os refrigerantes com cafeína, não lhe dê chá, café nem chocolate. Em alguns casos, o comportamento hiperativo diminuirá imediatamente; mas, se seu filho for realmente dependente, poderá passar por uma fase de abstinência durante alguns dias e também implorar e choramingar pedindo refrigerantes e chocolate.

Efeitos colaterais dos medicamentos

Alguns medicamentos têm efeitos colaterais que provocam hiperatividade, por exemplo, esteróides, que são prescritos para tratamentos de alergias como eczema e asma. Se esse for o caso, os pais devem discutir a redução da dosagem com o médico ou utilizar alternativas. Se isso não for possível devido aos riscos de uma forte crise de asma, buscar maneiras de tentar reduzir os sintomas.

Joshua era uma criança muito alérgica que sofria de eczema e asma. Sua mãe usava esteróides em sua pele quando o eczema piorava muito, e quando ele teve diversas crises de asma, resultando em internação, começou a inalar pequenas doses de esteróides. Depois disso ele se tornou hiperativo, corria pela enfermaria como um louco e precisava de poucas horas de sono. A mãe de Joshua pensou em diminuir a dosagem de esteróides, mas o médico argumentou que como ele estava estável, não tendo mais crises, essa não era uma boa idéia. Na verdade, à medida que Joshua crescia, a dosagem tornou-se menos potente e, apesar de ele ainda ser uma criança bastante esperta e ativa, dorme bem, está indo muito bem na escola e sua hiperatividade não é mais um problema.

Chumbo e hiperatividade

Há hoje uma preocupação de que o envenenamento invisível por chumbo por intermédio do ar que respiramos, da água que bebemos e do solo pode ser responsável pela hiperatividade em algumas crianças. Em algumas casas ainda existem canos de chumbo bem como nas tintas usadas para pintura antes de 1950. O chumbo contido no petróleo e emitido em gases pode penetrar no solo em áreas próximas a estradas.

Por exemplo, um grave envenenamento por chumbo em uma criança, causado pela ingestão de lascas de tinta descascada de uma porta antiga, é inconfundível e pode provocar convulsão e desmaio, resultando em dano cerebral permanente, que pode causar a hiperatividade. Felizmente, isso é raro. Costumava-se pensar que qualquer nível de chumbo abaixo de 40 miligramas por 100 mililitros de sangue era seguro, mas pesquisas recentes mostraram que as crianças com níveis menores, mas ainda assim bastante elevados, podem ter dificuldades para se concentrar e realizar alguns testes psicológicos.

É muito importante evitar o envenenamento por chumbo, não descascando a pintura de portas antigas e de móveis quando houver crianças por perto. É melhor fazer isso quando a família estiver fora ou utilizar o serviço de profissionais que vão limpar o local. É importante que você evite deixar lascas de tinta que as crianças possam ingerir ou deixá-las inalar gases quando você estiver usando produtos químicos ou maçarico para retirar a pintura. Mesmo os adultos devem usar uma máscara para realizar esse trabalho.

Estresses da vida moderna

Há evidências de que a tensão pode causar hiperatividade. Quando as crianças estão tensas, com freqüência apertam o maxilar, curvam os ombros e contraem os músculos do pescoço. Isso pode diminuir o fluxo de sangue para o cérebro, provocando sintomas físicos como dor de cabeça, tontura, falta de concentração e hiperatividade.

Um estudo recente realizado na Inglaterra mostrou que uma entre cinco crianças em idade escolar estão tensas. Isso pode ser devido a problemas familiares, provocados por separação, divórcio, desemprego ou por brigas na escola ou pressão devido às provas escolares. Além disso, as mudanças no horário escolar e no estilo de vida em geral significam que as crianças estão passando muito mais tempo dentro de casa, fazendo trabalhos escolares, usando computadores e assistindo à televisão em vez de se exercitarem fisicamente. Hoje, cada vez menos crianças caminham até a escola e muitas delas, especialmente nas áreas metropolitanas, não têm espaço suficiente para atividades esportivas e outras não têm espaço para jogos de bola durante a hora do lanche ou nos intervalos. Foi demonstrado que o exercício físico ajuda a aliviar a tensão e também ajuda as crianças a dormir melhor. Assim, não é surpreendente que, sem a oportunidade para se exercitarem fisicamente, muito mais crianças estejam sendo diagnosticadas como hiperativas.

Dificuldades com o diagnóstico

O problema para diagnosticar o DDAH é que o quadro apresenta um grau variável de gravidade, da criança que é mais ativa ou impulsiva do que a média em uma extremidade, até a criança "hipercinética" excitada do outro. Contudo, o diagnóstico de DDAH tem muito mais probabilidade de ser feito nos Estados Unidos do que na Inglaterra. Há alguns anos, nos Estados Unidos, cerca de uma em cem crianças normalmente inteligentes que freqüentavam o curso fundamental foi diagnosticada como hiperativa, e o número de crianças com outros problemas de aprendizagem foi ainda maior, enquanto na Inglaterra a estimativa foi de uma em mil ou 2 mil. Isso significa que, de acordo com algumas pessoas, apenas 10 por cento das crianças hiperativas estavam sendo diagnosticadas na Inglaterra. Atualmente, essa estimativa está mudando e uma proporção maior de crianças está sendo diagnosticada com DDAH. A hiperatividade em geral é mais grave em crianças pequenas, embora se estime que 70 por cento das crianças com DDAH vão apresentá-la até a adolescência e 10 por cento até a vida adulta (isto é, acima de 25 anos de idade). Entretanto, os efeitos da má aprendizagem e de relacionamentos sociais ruins inevitavelmente terão uma poderosa influência pelo resto da vida da criança.

O DDAH é diagnosticado quando oito dos seguintes sintomas estão presentes:

- a criança apresenta dificuldade para manter a atenção em tarefas;
- mostra facilidade para se distrair;
- com freqüência parece não estar escutando;
- com freqüência passa de uma atividade incompleta para outra;
- com freqüência perde coisas necessárias para as tarefas;
- com freqüência interrompe ou perturba os outros;
- tem dificuldade para esperar a sua vez em atividades em grupo;
- com freqüência responde a perguntas sem pensar;
- com freqüência se envolve em atividades físicas sem pensar nas conseqüências;
- com freqüência fala excessivamente;
- tem dificuldade para brincar tranqüilamente;
- tem dificuldade para permanecer sentada;
- tem dificuldade para seguir instruções.

Antes de diagnosticar o DDAH, o médico já deve ter examinado os antecedentes e a situação da criança para ter certeza de que não existem dificuldades em casa que possam estar provocando esse comportamento, por exemplo, divórcio, abuso físico, mental ou sexual, e que ela tem a oportunidade de praticar atividades físicas durante o dia.

Contudo, chegar a um diagnóstico é apenas o começo. O principal tratamento médico para uma criança com hiperatividade é a medicação (ver Capítulo 3). Em alguns casos a terapia comportamental é utilizada com medicamentos ou no lugar deles, mas os médicos e psiquiatras discordam com relação à eficácia das diferentes etapas do tratamento. Diversos estudos não encontraram nenhuma vantagem em acrescentar a terapia comportamental ao tratamento com Ritalin, o principal medicamento usado no tratamento da hiperatividade. Porém, há uma importante divisão com respeito ao tratamento do DDAH entre aqueles que defendem os medicamentos e aqueles que acham que os medicamentos são prejudiciais e defendem outros tratamentos, como dieta, modificação do comportamento e terapias alternativas. Todos esses tratamentos serão examinados posteriormente neste livro.

Os médicos podem diagnosticar alguma outra coisa?

Ocasionalmente, sintomas semelhantes aos do DDHA podem ser provocados por outros problemas de saúde. Alguns deles estão relacionados a seguir.

Síndrome de Tourette

É um distúrbio neurológico causado pelo metabolismo anormal de dopamina, um neurotransmissor no cérebro. É um quadro herdado, embora apresente graus diferentes, sendo possível que mais de um gene esteja envolvido. Ele é muito mais comum em meninos do que em meninas. Com freqüência, começa com sintomas semelhantes aos do DDAH, em seguida começam a surgir os tiques característicos, sobre os quais a criança não tem controle. Esses tiques podem incluir fazer caretas, piscar os olhos, encolher os ombros, sacudir a cabeça, cuspir, coçar o nariz, movimentar os pés e maneiras estranhas de andar. Os tiques vocais incluem resmungar, fungar, tossir, vociferar, repetir palavras ou sons feitos pelos outros (ecolalia) e xingar (coprolalia). Os tiques variam de uma simples contração a um comportamento bastante complicado. Algumas vezes, as crianças ou os adultos com a síndrome de Tourette podem controlar os tiques durante curtos períodos de tempo quando se concentram intensamente ou quando sabem que é importante, e em geral isso é seguido pela necessidade de relaxar com uma série de violentos tiques.

Diversos medicamentos podem ajudar. A clonidina é um remédio para a pressão sanguínea que influencia o equilíbrio de dopamina e parece ajudar algumas pessoas. Os tranqüilizantes também podem ser usados.

Muitas crianças com a síndrome de Tourette são inicialmente diagnosticadas como hiperativas.

Elaine achou que havia alguma coisa errada com seu filho Sam quando ele tinha oito meses de idade. Ele não parava quieto, jogava coisas e aparentemente não conseguia se concentrar em nada. Ele parecia não estabelecer associações, fazendo repetidamente coisas que o machucavam ou que provocavam uma reação negativa da mãe. Ele tinha violentos acessos de raiva e batia a cabeça no chão.

Quando ele estava com três anos de idade, começou a desenvolver obsessões. Por exemplo, ficava acendendo e apagando as luzes sem parar, durante 20 minutos ou mais. Quando começou a freqüentar a pré-escola, os professores notaram problemas em seu comportamento e ele continuou hiperativo, com freqüência, era difícil de ser controlado.

Nessa época, ele foi encaminhado a um pediatra e a um psiquiatra. Eles afirmaram que Sam era hiperativo e sugeriram uma dieta especial. Também sugeriram que a má educação era um fator no seu comportamento.

Quando Sam começou a freqüentar a escola, seus problemas se tornaram mais sérios. Ele era muito infeliz, sendo maltratado pelas outras crianças. Elaine recebia queixas freqüentes sobre seu comportamento e seus palavrões, assim ela o transferiu para outra escola.

Após doze semanas na nova escola, ela foi chamada e descobriu que o padrão estava se repetindo. Ela foi convocada para uma reunião com o professor, um policial e um assistente social que lhe disseram que Sam atacara outras crianças no banheiro. Ele estava imitando o comportamento de alguns meninos mais velhos – mas eles sabiam quando parar e Sam não. Ele estava sendo novamente maltratado e foi expulso da escola para sua própria segurança. Sam ficou fora da escola durante oito meses e Elaine estava totalmente desnorteada.

Finalmente, ela conheceu alguém que trabalhava para a Tourette's Syndrome Association, que reconheceu imediatamente os sintomas de Sam. Ele foi encaminhado a um neuropsiquiatra que finalmente fez o diagnóstico quando Sam estava com seis anos de idade.

Síndrome de Asperger

É uma forma branda de autismo, algumas vezes conhecida como autismo de alto funcionamento. Diferentemente da criança severamente autista, que pode ser totalmente retraída e incapaz de se comunicar, a criança com a síndrome de Asperger em geral é tímida, fala e se comporta de maneira afetada, gosta de rotina e acha difícil sentir empatia pelos outros. Essas crianças podem desenvolver interesses ou *hobbies* obsessivos. Algumas são extremamente inteligentes mas podem ter problemas para se comunicar com os outros – elas têm a síndrome do "professor distraído". Podem ser auxiliadas mas, com freqüência, têm dificuldades emocionais e sociais duradouras. Algumas crianças com essa síndrome também são hiperativas e atualmente se acredita que muitas crianças com DDAH também podem apresentar características da síndrome de Asperger. Revela-se bastante difícil lidar com essas crianças e muitas vezes elas são infelizes porque não se entrosam com as outras.

Stuart foi uma criança bastante precoce, tendo falado e aprendido a ler muito cedo. Ia muito bem na escola e também tinha talento para a música. Contudo, ele era muito tímido e detestava ir a festas ou brincar com outras crianças. Detestava feriados e mudanças de rotina. Ele era fisicamente muito ativo e jamais dormia, ficando algumas vezes muito aborrecido à noite porque sabia que devia estar dormindo mas não conseguia. Quando ficou mais velho, continuou sendo um aluno excepcional mas tinha problemas para fazer amizades e não compreendia o comportamento das outras pessoas, ficando muito confuso quando os outros se aborreciam ou se zangavam com ele. Na escola, não era bom nos esportes e jogos porque era desajeitado e também muito míope.

Agora que os pais de Stuart têm consciência do problema, estão obtendo uma ajuda extra para lhe ensinar habilidades sociais. Eles estão passando menos tempo concentrando-se em seus trabalhos escolares e na prática da música e encorajando-o a passar mais tempo brincando com outras crianças.

Dislexia

A dislexia é um distúrbio de aprendizagem específico, que afeta a habilidade para ler e escrever fluentemente. Ela não está associada à inteligência da criança e, como o DDAH, é muito mais comum nos meninos do que nas meninas. Algumas vezes as crianças disléxicas podem ser confundidas com crianças com DDAH, porque elas têm dificuldades de aprendizagem e, portanto, podem ficar aborrecidas, inquietas, desatentas e frustradas na escola. Depois de serem diagnosticadas e receber uma ajuda extra com a leitura, esses problemas em geral desaparecem.

As crianças com dislexia têm a mesma probabilidade de sofrer de DDAH que as outras. Com freqüência, as crianças com dislexia podem receber ajuda específica na escola. Como o DDAH, a dislexia pode variar muito em sua gravidade e muitas crianças com QI acima da média cuja dislexia não é grave irão muito bem na escola com uma pequena ajuda extra. As crianças disléxicas em geral são lentas para aprender a ler e a escrever. Elas têm dificuldade para decifrar palavras desconhecidas e também tendem a inverter letras e números ao escrevê-los. Elas podem ter dificuldade para seguir instruções porque sua memória de curto prazo é fraca. Elas também podem ter dificuldade para distinguir o lado esquerdo do lado direito.

Com uma ajuda extra, a maioria das crianças disléxicas pode aprender a ler e a escrever e superar suas dificuldades. Elas podem precisar de habilidades e técnicas especiais de estudo, como o "mapeamento mental", para poder memorizar as coisas e ajudá-las a planejar e organizar, o que pode fazer uma enorme diferença para seu sucesso na escola.

Dispraxia

A dispraxia é uma deficiência ou imaturidade da organização de movimento. Problemas de linguagem, percepção ou raciocínio também podem estar associados.

As crianças com dispraxia com freqüência são desajeitadas. Elas podem apresentar dificuldades para planejar ou se organizar, consideram a escrita penosa ou difícil, são incapazes de lembrar ou seguir instruções e possuem má coordenação. Elas não conseguem se vestir sozinhas, não são boas em jogos de bola, quebra-cabeça e para copiar coisas da lousa. Elas não conseguem se concentrar muito bem, são ansiosas e se distraem com facilidade.

As crianças com DDAH também podem apresentar muitos desses sintomas e algumas vezes é difícil ter certeza de um diagnóstico, sobretudo porque uma criança pode apresentar alguns ou todos os elementos citados anteriormente. Na maior parte dos casos, o diagnóstico precoce e a ajuda especial podem fazer uma enorme diferença na educação da criança e em seu desenvolvimento emocional.

Problemas familiares

Há outras causas para o comportamento hiperativo ou a falta de concentração nas crianças. Algumas vezes os problemas e traumas familiares, como pais se divorciando ou a morte de um parente próximo, podem resultar em problemas comportamentais. Não é muito conhecido o fato de que o abuso sexual de crianças pode resultar em muitos sintomas apresentados pelas crianças com DDAH. A falta de concentração, o fracasso na aprendizagem na escola, a perda da auto-estima e problemas para fazer amigos são sinais comuns de que uma criança pode estar sofrendo abuso sexual.

Atualmente, sabemos que o abuso sexual de crianças é muito mais comum do que se acreditava há uma década. A maior parte do abuso sexual é realizada por membros da família e os padrastos são os vitimizadores mais comuns. Qualquer criança que tenha sofrido abuso sexual necessitará de uma terapia para ajudá-la a superar o trauma e permitir-lhe posteriormente desenvolver relacionamentos satisfatórios.

Não é fácil saber se uma criança tem DDAH devido a uma causa física subjacente ou se os sintomas são o resultado de trauma da infância.

Mark perdeu a mãe aos dois anos de idade, logo após o nascimento do seu irmão mais novo. Ele era muito apegado aos pais, mas, dois anos depois, o pai casou novamente e teve mais dois filhos. Mark era extremamente difícil e tinha problemas de aprendizagem na escola. Ele apresentava todos os sintomas de DDAH, sendo irrequieto, incapaz de se concentrar, algumas vezes agressivo, tinha problemas de sono e se comportava de modo que chamasse a atenção em casa.

Com quatro crianças para cuidar, os pais de Mark logo ficaram desesperados. Eles sentiam que seu comportamento destrutivo estava afetando toda a família. Eles o levaram a um psicólogo que diagnosticou DDAH. Contudo, os pais acham que os acontecimentos do início de sua vida são uma parte do problema e sentem-se infelizes quanto ao fato de lhe dar medicamentos.

Felizmente para os pais de Mark e outros, o tratamento médico convencional não é a única ajuda disponível. Há muitas terapias alternativas e complementares que têm auxiliado inúmeros pais e crianças, eliminando ou diminuindo muitos sintomas do DDAH. Esses tratamentos serão examinados no Capítulo 4.

O aumento de casos de DDAH

Um dos problemas para os pais com filhos hiperativos é o fato de que a quantidade de crianças diagnosticadas com DDAH e tratadas com medicamentos tem aumentado com uma velocidade surpreendente. Em estimativas recentes, uma em cada dezoito crianças nos Estados Unidos é diagnosticada como hiperativa e metade delas está tomando medicamentos. A produção da principal droga utilizada no tratamento do DDAH aumentou em 600 por cento a partir de 1990 e na Inglaterra, por exemplo, existem agora 90 mil prescrições da droga a cada ano, enquanto há seis anos elas eram 2 mil. Por quê?

Uma teoria agora começando a ser reconhecida nos Estados Unidos é a de que parte desse aumento na hiperatividade deve-se a uma mudança nas expectativas que temos com relação às crianças em nossa sociedade. Características que podem ter sido adequadas aos seres humanos em sociedades dedicadas à caça e à agricultura – velocidade, imprudência e impulsividade – tornaram-se inúteis ou mesmo perigosas no mundo moderno. As crianças não podem mais brincar nas ruas devido ao tráfego e a outros perigos, e as escolas diminuíram a hora do recreio para introduzir mais aulas. Cada vez mais a exigência de melhor desempenho escolar significa que as crianças, desde os seis anos de idade, estão ficando mais tempo nas carteiras escolares, tentando atingir metas estabelecidas.

O doutor Tony Pelligrini, encarregado de uma comissão internacional que examina a recreação em escolas, acredita que o número de crianças nos Estados Unidos diagnosticadas como hiperativas é tão elevado que algo deve estar acontecendo. A sua pesquisa mostrou que o aumento nas horas de aula à custa do tempo da hora do recreio não melhora os resultados acadêmicos, mas na verdade provoca sintomas de DDAH. Em uma escola de Atenas, Georgia, foi avaliado o comportamento das crianças antes e depois da recreação. Foram registrados padrões diferentes de comportamento, como crianças olhando para seu trabalho ou para o professor de um lado e crianças irrequietas, movimentando os pés, as mãos e olhando para o espaço de outro. Com base nos resultados ficou claro que, quanto mais as crianças eram mantidas em suas carteiras, mais irrequietas elas ficavam.

"Todo professor sabe que quando o dia está chuvoso e as crianças não podem brincar no pátio, elas se tornam verdadeiros monstros à tarde – todas elas têm DDAH", diz o doutor Pelligrini. O fato de as crianças com sintomas de DDAH poderem ser punidas pelo mau desempenho na aula, permanecendo na classe na hora do recreio para terminar seu trabalho ou perdendo a aula de educação física, apenas tornará os sintomas piores.

Assim, a resposta para as crianças com DDAH pode ser mais atividade física, não menos. A University of California's Child Development Centre é a única escola nos Estados Unidos especificamente designada para crianças com DDAH. As crianças hiperativas precisam de estímulo, assim ele é proporcionado por meio de brincadeiras altamente estruturadas, com as quais as crianças aprendem as reações apropriadas com relação aos outros. Em vez de criticado, o bom comportamento é elogiado. O ensino é caro e exigente, mas parece produzir bons resultados.

Talvez o aumento nos casos de DDAH seja devido quase que inteiramente às mudanças em nossa sociedade, o que significa que as pessoas fazem menos exercício físico e ficam mais tempo em carteiras, cadeiras e computadores e também interagem menos com os outros. Essas mudanças podem ter efeitos particularmente prejudiciais em uma considerável minoria de crianças, que floresce fazendo exercícios físicos e recebendo determinados tipos de estímulo.

2

Ajudando seu filho

Uma das coisas mais difíceis para qualquer pai ou mãe é lidar com um filho hiperativo. Já é bastante difícil ser pai ou mãe nos melhores momentos, e muitas pessoas que se sentem competentes e seguras na vida adulta de repente descobrem que não conseguem lidar com as exigências de um novo bebê. Se um bebê não se comporta como um novo bebê "deveria" se comportar, os pais inevitavelmente tendem a se culpar ou ficar muito defensivos, porque os outros os culpam porque seu filho é barulhento, insone e agitado.

Com freqüência, as pessoas presumem que o comportamento do filho é o resultado de má educação. Na verdade, há um ciclo complexo em andamento. Os pais com um bebê fácil de lidar, que dorme muito, vão considerar simples estabelecer rotinas, ser constantes, encontrar momentos tranqüilos para sentar e brincar com o bebê, e após uma boa noite de sono estarão calmos e aptos a lidar com quaisquer desafios trazidos pelo dia seguinte. É muito diferente para os pais de um bebê difícil, hiperativo. Muitas vezes eles estão irritados e exaustos pela falta de sono; eles acham difícil criar uma rotina, porque o filho não se encaixa em nenhuma. Ele não fica quieto, não brinca tranqüilamente, não presta atenção em nada, e os pais encontram dificuldade para ser constantes ao lidar com o filho porque se sentem tão cansados que lhe permitirão fazer alguma coisa com a qual eles não concordam só para ter alguns minutos de paz e tranqüilidade.

A situação é ainda mais complicada se o filho hiperativo não for a única criança da família. Com freqüência os pais ficam desgastados tentando atender às necessidades de todos. Na verdade, aqueles que têm um filho mais velho normal têm menos probabilidade de achar que não o estão educando direito, mas terão menos tempo, energia e recursos para lidar com os problemas. Eles podem passar muito tempo tentando proteger os outros filhos da criança hiperativa e talvez tenham de separá-los.

Os pais de uma criança hiperativa podem acabar se tornando isolados e solitários, bem como descobrir que os outros pais evitam seu filho e não o convidam para ir à sua casa após a primeira visita de uma criança do tipo "furacão". Pode ser difícil encontrar babás ou *babysitters* porque elas sempre podem encontrar uma criança mais fácil para cuidar, recebendo o mesmo salário. As crianças hiperativas podem ser destrutivas e difíceis em grupos de mães e filhos, em grupos de recreação, dessa forma aumentando o isolamento dos pais.

Susie teve essa experiência com o filho Ben.

Ele era um bebê difícil, tinha cólicas e chorava muito. Freqüentei um grupo de apoio pós-natal e, enquanto os outros bebês ficavam felizes deitados e gorgolejando, Ben gritava e eu precisava ficar em pé no meio da sala balançando-o. Então, quando começou a andar, ele era muito difícil. Corria pela casa das pessoas, esvaziando caixas de brinquedos, tirando coisas de armários ou, se estivéssemos no jardim, arrancando todas as flores. Ele atacava as outras crianças e as fazia chorar atirando brinquedos nelas. Quando eu o levei a uma reunião de mães e filhos no salão da igreja, seu comportamento foi tão terrível que tive de levá-lo para fora, o que o fez chorar pelo resto da manhã. Eu costumava levá-lo para casa gritando em seu carrinho, enquanto as lágrimas escorriam pelo meu rosto. Naturalmente era muito difícil para ele ou para mim fazer amizades. Quando ele começou a pré-escola, esperei que ele se acalmasse e pensei que a equipe treinada lidaria melhor do que eu com seu comportamento. Na verdade, eles também não sabiam o que fazer com ele. Eram muito bons e fizeram o melhor que podiam, mas eu percebia que estavam desesperados. Um deles finalmente me perguntou se eu questionara o médico sobre a possibilidade de ele ser hiperativo.

Entretanto, é importante que você realmente ajude seu filho a se socializar e conhecer outras crianças e não se isole, pois isso apenas aumentará seus problemas. Encontrar outros pais que têm filhos com as mesmas dificuldades pode ajudar, assim como encontrar atividades físicas de que seu filho goste e onde ele não seja considerado tão diferente das outras crianças. Além disso, há muitas coisas práticas que você pode fazer para ajudar seu filho, incluindo a maneira de se organizar em casa, bem como a dieta e o estilo de vida dele.

Dieta

Muitos pais desconfiam que os problemas do filho são devidos a uma sensibilidade ou alergia a substâncias presentes em sua dieta. As pesquisas a esse respeito ainda são motivo de controvérsia entre os médicos, mas muitos pais acham que uma dieta adequada ajuda bastante. A dieta mais conhecida para o tratamento da hiperatividade é a dieta de Feingold, um médico americano que a estimulou amplamente como um tratamento para a hiperatividade na década de 1970. Essa dieta envolve a eliminação de todos os alimentos que contêm corantes artificiais, conservantes e salicilatos, substâncias químicas naturais presentes em muitas frutas como maçã, banana, uva, ameixa, ruibarbo e morango.

Feingold considerava que as crianças hiperativas podiam ter um distúrbio biológico herdado, indicando que essas substâncias eram venenosas para elas. Uma possível explicação foi o fato de que os salicilatos bloqueiam a produção de prostaglandinas, que controlam muitos dos processos físicos no corpo. As prostaglandinas são um grupo de fluidos graxos insaturados encontrados nos tecidos e fluidos corporais. Elas funcionam como hormônios e têm muitas ações diferentes, incluindo a constrição e o alargamento de artérias, a estimulação de terminações nervosas e o estímulo ou a inibição da coagulação do sangue. Elas estão envolvidas nas reações alérgicas e alguns medicamentos analgésicos e antiinflamatórios funcionam bloqueando a liberação de prostaglandinas do tecido ferido.

Foram realizadas experiências científicas para tentar avaliar o impacto da dieta de Feingold e de outras dietas na hiperatividade. Cientificamente, o problema é que há um grande componente psicológico em funcionamento quando são utilizados medicamentos ou dietas – isto é, se o médico que prescreve a dieta acha que ela vai funcionar, ou se a mãe seguindo a dieta acha que ela vai funcionar, provavelmente ela vai funcionar. Portanto, houve a necessidade de estabelecer um sistema no qual nem o médico nem a mãe soubessem qual dieta a criança estava recebendo. O alimento era preparado anteriormente e a mãe e o pesquisador não sabiam o que ele continha.

O resultado dessas experiências foi o de que apenas um pequeno número de crianças realmente parecia reagir de modo adverso às substâncias contidas na dieta. Com freqüência, essas substâncias eram simples componentes de uma dieta normal – leite de vaca, aveia, sucos de frutas e ovos. Parecia haver pouca evidência de que a dieta de Feingold tenha funcionado, a não ser em um pequeno número de casos, mas ainda existem muitas pessoas que a seguem. Um método melhor poderia ser verificar as alergias ou intolerâncias alimentares individualmente, e então eliminar esses alimentos. Por exemplo, eliminar apenas os aditivos pode ser o suficiente para diminuir os sintomas do seu filho.

A dieta de Feingold

A dieta de Feingold evita todos os corantes e aromatizantes artificiais, bem como adoçantes como sacarina, aspartame e ciclamatos; ela também elimina alimentos que contêm salicilatos, como:

- frutas secas
- morango, amora, framboesa
- laranja
- damasco

- pepino
- picles
- molho de tomate
- chá

- abacaxi
- azeitona
- amêndoa
- hortelã-pimenta
- molho tipo Worcestershire

- endívia
- uva
- alcaçuz
- mel

Os salicilatos também podem ser encontrados em compostos que contêm aspirina (as crianças com menos de cinco anos não devem tomar aspirina devido ao grande risco de contrair a doença de Reye), e os remédios com corantes artificiais também devem ser evitados.

Aditivos alimentares

Os aditivos estarão relacionados no rótulo com a letra E diante de números. Nem todos os números com E são prejudiciais; por exemplo, o E160 é o caroteno, um corante naturalmente presente na cenoura.

Acredita-se que os grupos de aditivos que agravam a hiperatividade são os salicilatos, os corantes com prefixo azo e os conservantes benzoato. Existem doze corantes azo, dos quais os mais comuns são:

- E102 – tartrazina (amarelo)
- E104 – quinolina (amarelo)
- E107 – amarelo 2G
- E111 – amarelo poente
- E123 – amaranto (vermelho)
- E124 – ponceau 4R (verde)

Outros são o E122, E128, E151, E154, E155 e E180.

Existem dez corantes benzoato com numeração de E210 a E219. O E249 é o conservante nitrito de potássio e o E250 e o E251 são o nitrito de sódio e o nitrato de sódio, também usados como conservantes. O E320 e o E321, hidroxianisol butilado e hidroxitolueno butilado, também devem ser evitados, bem como o aromatizante glutamato de monossódio, E621. O E622 é o glutamato de monopotássio e o E523 é o glutamato de cálcio, também usado para melhorar o aroma.

Alergias e intolerâncias a alimentos

Determinadas alergias a alimentos podem ser a causa do comportamento hiperativo em algumas crianças. Há uma diferença entre alergia e intolerância. A expressão "alergia alimentar" é normalmente usada quando a criança apresenta uma reação intensa ou óbvia a um alimento, a qual ocorre logo após tocá-lo ou ingeri-lo – por exemplo, apresentar uma erupção em torno da boca ou mais generalizada, sentir enjôo ou apresentar uma reação mais intensa como um choque anafilático. A expressão "intolerância alimentar" é usada quando a reação a um alimento é menos óbvia e pode ocorrer algumas horas ou até mesmo dias após a ingestão do alimento e, portanto, quase sempre é "mascarada". As alergias alimentares mais mascaradas envolvem os alimentos básicos que seu filho consome diariamente, como aveia e laticínios. Com uma alergia alimentar mascarada, seu filho desenvolve uma tolerância ao alimento e pode até pedi-lo. Se o alimento for retirado da sua dieta e depois reintroduzido após quatro ou cinco dias, normalmente poderá ser observada uma reação alérgica.

Durante muito tempo os médicos foram bastante céticos com relação à intolerância alimentar, mas atualmente eles aceitam que ela provoca sintomas como eczema e asma, dor de cabeça e enxaqueca, problemas digestivos, fadiga crônica, irritabilidade e hiperatividade.

Se você suspeita de uma alergia alimentar, pode ser útil fazer um teste de alergia em seu filho. Ele pode ser feito com o "teste do emplastro", em que se aplicam deliberadamente alérgenos potenciais sobre uma área da pele, em geral as costas ou o braço. O emplastro permanece sobre a pele durante 24 a 48 horas e então a pele é examinada. Se houver uma reação, suspeita-se de uma alergia. Contudo, esses testes nem sempre são totalmente confiáveis. Outro teste para alergias é o teste cutâneo. Uma solução com pequenas quantidades de alérgenos potenciais é introduzida na pele com uma agulha estéril. Se a criança for alérgica à substância, 15 minutos depois surgirá uma pequena protuberância ou um vergão no local. Mas, como a maioria das crianças tem medo de agulhas, em geral é preferível fazer o teste do emplastro. A cinesiologia também pode ser utilizada como um teste para diagnosticar alergias. Amostras de possíveis alérgenos são colocadas, uma a uma, sobre o corpo. Então, é exercida uma pequena pressão no braço. Se a pessoa consegue resistir, então ela não é alérgica, mas, se os músculos do braço enfraquecem, esse é um sinal de uma reação alérgica.

Outra maneira de testar alergias é por meio de uma dieta de exclusão ou eliminação. É muito difícil fazer isso com crianças pequenas. A clássica dieta de eliminação requer jejum durante quatro dias e em sua forma mais rígida a pessoa só pode tomar água mineral pura. Como isso não é possível com crianças, normalmente elas recebem três alimentos que quase nunca provocam uma reação alérgica: carne de carneiro, pêra e arroz. Outros alimentos são introduzidos um de cada vez para verificar se provocam uma reação. Pode levar mais de uma semana com a ingestão de grandes quantidades de alérgenos potenciais antes de se obter uma reação e isso precisa ser repetido com diferentes alimentos. Pode levar semanas para se descobrir os alimentos responsáveis pela hiperatividade da criança, se houver algum.

A dieta de alternação é outra técnica. Aqui, os alimentos suspeitos são oferecidos no mínimo a cada quatro dias mas, com freqüência, cinco dias funciona melhor. Você oferece um tipo diferente de carne a cada dia, uma fruta diferente, uma bebida diferente, e assim por diante. É preciso manter um registro para que, se houver uma reação, você possa verificar os alimentos que a provocaram. Para facilitar a descoberta dos alimentos envolvidos na alergia, evite aqueles com ingredientes complexos bem como comida pronta, porque ela contém muitos ingredientes.

Embora possa ser difícil tentar uma dieta de eliminação ou de alternância, os resultados podem valer a pena. Contudo, é uma boa idéia verificar com um médico ou nutricionista antes de dar uma dieta limitada a seu filho, para ter certeza de que ele vai obter quantidade suficiente daquilo de que necessita.

Alguns médicos são céticos com relação às dietas alimentares. Contudo, pesquisas realizadas na Inglaterra e na Austrália mostraram uma nítida ligação entre os padrões hiperativos de comportamento em crianças e a sua dieta. Esse foi um resultado inesperado em um estudo de 1983 realizado no Great Ormond Street Children's Hospital, em Londres, no qual impressionantes 93 por cento das 88 crianças que participaram do estudo apresentaram alguma melhora na enxaqueca após uma dieta de eliminação. Sintomas associados, como dor de barriga, eczema e asma bem como distúrbios comportamentais, também desapareceram.

Os mesmos pesquisadores ficaram tão impressionados com os resultados que selecionaram 76 crianças hiperativas para um estudo detalhado e colocaram-nas em uma dieta muito limitada que consistia em carneiro, frango, batata, arroz, pêra, maçã, água, cálcio e complementos vitamínicos. Dessas crianças, 72 melhoraram e 21 delas atingiram um comportamento normal. Outros sintomas como dor de barriga e de cabeça também melhoraram. Das 62 crianças que melhoraram, 28 foram selecionadas para testes com o objetivo de identificar os alimentos que as afetavam e descobriu-se um total de 48 alimentos – corantes e conservantes artificiais foram os responsáveis mais freqüentes, embora nenhuma criança apresentasse sensibilidade a cada alimento isoladamente. Os alimentos mais comumente encontrados depois dos corantes artificiais foram, nessa ordem, leite de vaca, chocolate, uva, aveia, laranja, queijo, ovos e amendoim.

Esse estudo reforça a opinião de que os alérgenos mais comuns na dieta moderna parecem ser o leite de vaca e outros laticínios, tomates e frutas cítricas, alimentos que contêm levedo e aveia. Evitá-los tornaria muito difícil oferecer uma dieta adequadamente nutritiva a seu filho, mas felizmente poucas crianças são alérgicas, ou intolerantes, a esses alimentos. Se seu filho parece ter alergia, ou intolerância a uma ampla variedade de alimentos, talvez seja necessário consultar um nutricionista para planejar uma dieta equilibrada.

Embora uma dieta limitada possa ajudar seu filho hiperativo, também é muito importante não se tornar obsessivo demais ou adepto de novidades passageiras com relação à alimentação de uma criança pequena. As crianças necessitam de uma ampla variedade de nutrientes para ter uma dieta saudável e um regime muito severo pode ser monótono. Se você vai tentar uma dieta de exclusão ou de eliminação, realmente precisará da ajuda de um médico, de um nutricionista ou de um terapeuta alternativo para elaborar um cardápio que vai satisfazer todas as necessidades dietéticas de seu filho.

Uma dieta saudável

Portanto, a mensagem é clara – nada de alimentos ruins, só alimentos saudáveis. Se seu filho é hiperativo, pode realmente ser útil comprar o máximo de alimentos frescos e, em particular, alimentos orgânicos que não são pulverizados com pesticidas e fungicidas. Se toda a família adotar essa dieta saudável, será muito bom pois a criança hiperativa não pensará que está ingerindo alimentos "especiais", e todos vão se beneficiar.

Hipoglicemia e hiperatividade

O fornecimento constante de glicose é necessário para proporcionar energia às células do corpo. O corpo mantém o nível de glicose estável com duas substâncias, a insulina e o glucagon. O glucagon libera glicose do fígado em que ela é armazenada como glicogênio, e a insulina retira a glicose da corrente sanguínea e a converte em glicogênio para ser armazenado.

A hipoglicemia é o resultado de níveis de glicose no corpo que se encontram abaixo do nível necessário. Ela é cada vez mais comum, parcialmente devido ao hábito ocidental de ingerir alimentos com muito amido e açúcar. Quando grandes quantidades de glicose são introduzidas na corrente sanguínea, grandes quantidades de insulina são liberadas como resposta. Com freqüência o excesso de insulina é liberado como um resultado dessas quantidades excessivas de açúcar e, portanto, um excesso de glicose é retirado do sangue. Em resposta a esses níveis baixos de glicose no sangue é liberada a adrenalina, o que faz que a pessoa se torne agressiva, pálida e trêmula, sue muito e tenha grande dificuldade para se concentrar – sintomas semelhantes àqueles encontrados na hiperatividade.

A melhor maneira de lidar com o problema é seguir uma dieta que vai liberar lentamente açúcares no sangue. Isso significa, no todo, uma dieta saudável com uma mistura de alimentos ricos em proteínas, verduras e legumes frescos, pães de trigo integral e grãos. Todavia, é importante lembrar que as crianças realmente precisam de gorduras e carboidratos para satisfazer sua necessidade muito elevada de energia. Ingerir esses alimentos com outros, de digestão mais lenta, é perfeitamente correto.

Os alimentos podem ser avaliados de acordo com seu índice glicêmico em uma escala de 0-100. A glicose pura teria uma graduação de 100. O índice glicêmico mostra a rapidez com que o alimento aumenta o nível de açúcar no sangue. O índice revela alguns fatos interessantes: alguns cereais matinais que contêm açúcar, pão branco, batata e arroz branco são absorvidos e aumentam os níveis de açúcar no sangue muito rapidamente. Os alimentos "saudáveis" que seu filho deve ingerir são aqueles com um IG de 50 ou menos. A tabela a seguir relaciona alguns alimentos comuns e sua graduação no índice:

Alimento	Índice Glicêmico
Batata assada	85
Arroz Basmati	76
Pão branco	70
Barra de cereais	61
Arroz integral	58
Grãos cozidos	48

Mingau	42
Maçã	36
Iogurte natural	33
Lentilha	29
Leite	27

Comer pouco e com freqüência

As pessoas com DDAH parecem melhorar quando comem pouco e com freqüência, pois muitas delas ficarão ainda mais hiperativas e sem concentração quando famintas. Mesmo uma criança normal ficará chorosa, irritada e mostrará pouca concentração quando estiver com fome. Comer pouco e com freqüência ajuda a manter constante o nível de açúcar no sangue e também significa que a criança não está sobrecarregada com um tipo de alimento. As crianças hiperativas devem comer refeições leves, ricas em proteína e amido e evitar alimentos muito doces. Lanches saudáveis como barras de cereais com pouco ou nenhum açúcar e sanduíches são muito melhores do que doces e batatas fritas. Um bom café da manhã – um cereal rico em fibras, com leite ou mingau, ou iogurte e torrada integral – é uma grande ajuda; também pode ser importante dar a seu filho um lanche saudável assim que ele chegar da escola, sobretudo se ele participa de atividades extracurriculares, principalmente de alguma atividade esportiva que vai queimar calorias. Novamente, o lanche não deve conter coisas muito doces.

Os lanches vendidos na escola algumas vezes não são muito saudáveis. Se seu filho é hiperativo, pode ser bom mandar um lanche feito em casa pois assim você pode controlar o que ele come. Na escola, ele pode estar ingerindo alimentos com muitos carboidratos refinados e açúcares – em geral purê ou batatas fritas, pizza feita com farinha branca, pão branco e amido, pudins de sobremesa. Sanduíches de pão integral, palitos de cenoura ou aipo, barras de cereal com pouco ou nenhum açúcar, um iogurte e uma fruta fresca são um lanche muito mais saudável e também vão sustentar seu filho por mais tempo.

Faça seu filho jantar mais cedo – entre 17h30 e 18 horas – além de um lanche na hora de dormir, em lugar de esperar que você ou seu parceiro voltem para casa às 19 horas ou mais para jantarem juntos.

Mantendo as proporções

Se seu filho é hiperativo, é importante resistir à tentação de ser superprotetor; tanto quanto possível você deve deixá-lo fazer o que as outras crianças fazem. As restrições dietéticas podem ter importantes conseqüências negativas para seu filho, pois em nossa cultura o alimento simboliza outras coisas: ele é visto pelas crianças como uma maneira de os pais demonstrarem seu amor por elas. Se você negar prazeres ou alimentos de que seu filho gosta, ele vai pensar que você está negando amor. Seu filho pode estar se esforçando muito para ser "bom" e melhorar o seu comportamento e talvez não compreenda por que ainda está sendo "castigado", com sua negação de não lhe oferecer os seus alimentos e prazeres favoritos que ele vê as outras crianças recebendo.

Igualmente, se seu filho ingere alimentos "diferentes" daqueles das outras crianças, isso pode criar dificuldades sociais. Se uma criança lhe oferece uma barra de chocolate, tentando fazer amizade, e seu filho recusa, a outra criança vai se sentir rejeitada. Ela provavelmente não entenderá que esse determinado alimento tem um efeito ruim em seu filho. As restrições alimentares podem tornar as ocasiões sociais, as refeições na escola, as visitas aos amigos e as festas uma grande provação. Seu filho pode recusar convites para jantar na casa de um amigo porque tem medo de não poder comer, ou relutar em convidar um amigo para jantar porque este verá o que ele come em casa.

Nem sempre é fácil saber o que está acontecendo fora de casa ou entre as crianças. A mãe de uma criança descobriu que o filho estava trocando seus bolos e biscoitos feitos em casa por doces de confeitaria. Ele também trocava figurinhas de jogadores de futebol por doces. Pode ser muito difícil eliminar alguns alimentos da dieta. Você pode eliminar as fontes óbvias de leite de vaca como leite, iogurte, sorvete, queijo e manteiga, mas nem sempre percebemos que várias margarinas contêm leite desnatado ou soro e muitos biscoitos, sopas e refeições prontas contêm produtos derivados do leite. Você pode conseguir uma lista de alimentos "seguros" com um nutricionista, mas seguir uma dieta totalmente sem leite pode significar que você terá de comprar os alimentos em supermercados judaicos, lojas de alimentos naturais e outras especializadas.

> Provavelmente, de vez em quando é melhor deixar de lado as regras normais, por exemplo em festas infantis.
> "Nós costumávamos mandar Thomas a festas levando uma caixinha com seus próprios alimentos 'seguros', lembra sua mãe. Estávamos tentando evitar corantes, tomates, frutas cítricas e chocolate, e ele também estava proibido de tomar refrigerantes com cola. Quando fui buscá-lo, descobri que ele se sentira realmente infeliz durante toda a festa e tinha se refugiado no andar superior na hora do chá. Percebemos que ele estava sendo excluído socialmente e decidimos que algumas vezes era melhor deixá-lo aproveitar e depois ser hiperativo por um ou dois dias do que se sentir diferente de todas as outras crianças e pensar que não pode participar."

Outros problemas comumente associados à hiperatividade

Sono

Desde o início, um bebê irritadiço ou que chora muito pode prejudicar a vida dos pais. Uma noite seu bebê ficará acordado até 5 horas da manhã, então dormirá até as 10 horas. Na noite seguinte, ele pode dormir à noite, acordar à 1 hora da manhã e se recusar a dormir novamente. Com um recém-nascido, não adianta brigar, aceite o caos e recupere o sono perdido descansando durante o dia se você puder. À medida que o bebê fica um pouco mais velho, você pode tentar deixá-lo acordado durante o dia e esperar que ele durma melhor à noite.

Alguns pais descobrem que os problemas de sono podem ser solucionados levando o bebê para a cama com eles. Se isso dá certo para você, tudo bem. Contudo, algumas crianças hiperativas têm um sono agitado, mexem-se muito e acordam freqüentemente à noite, tornando o sono difícil, se não impossível, para todos. Se esse é seu caso você talvez queira tentar um treinamento de sono. O treinamento de sono em geral não funciona bem antes dos seis a nove meses de idade, pois o bebê é muito jovem para aprender.

As maneiras para tentar obter padrões melhores de sono são:

- Não deixe o bebê ou a criança dormir horas durante o dia. Se ele dormir por uma hora e meia ou duas horas, considere encerrada a soneca e acorde-o.
- Saia tanto quanto possível durante o dia. Os bebês e as crianças hiperativas precisam de estímulo. Eles não ficarão felizes deitados no berço, mas não se importarão tanto de ficar deitados ou sentados no carrinho observando as coisas a seu redor ou indo de um lugar para outro.
- Faça um intervalo claro entre o dia e a noite. Dê um banho a seu bebê ou sua criança sempre na mesma hora, todas as noites. Deixe-o brincar na água e se cansar antes de trocá-lo, alimentá-lo e colocá-lo na cama. Certifique-se de que uma criança mais velha faça exercícios ou brinque antes do banho e da hora de dormir.
- Se seu bebê ou sua criança chora quando é colocado na cama, deixe-o chorar. Algumas crianças precisam chorar na hora de dormir para descarregar a tensão acumulada durante o dia. Se o choro persistir, volte a intervalos de 5, depois 10, depois 15 minutos para que o bebê saiba que você está lá, mas não o tire novamente da cama e não o leve para outro

lugar. O mesmo se aplica a uma criança que chora para chamar a atenção.

- Nunca leve o bebê ou a criança para a sala e brinque com ele no meio da noite, com todas as luzes acesas. Apenas deixe-o saber que a noite é muito aborrecida e que mesmo ficando acordado nada de excitante vai acontecer.

- Não comece o treinamento de sono até ter certeza de que pode levá-lo adiante. Se você começar e depois desistir, estará ensinando a seu filho que se ele gritar por tempo suficiente ele conseguirá o que deseja.

- Se os padrões de sono são realmente ruins ou você tentar essas técnicas e fracassar, procure a ajuda de uma clínica de sono que vai ajudá-lo.

Quando seu filho é mais velho, mantenha a rotina da hora de dormir. Certifique-se de que ele faça muito exercício durante o dia e no início da noite. Pode ser bom comprar uma cama elástica, uma corda de pular ou outros brinquedos que você possa usar fora e dentro de casa, ou cronometre-o subindo e descendo as escadas correndo para ver o tempo mais rápido que ele consegue. Então, deixe-o tomar um banho. Depois disso, tenha momentos calmos com seu filho, brincando tranqüilamente, aninhando-o em seu colo ou lendo livros. Se ele não consegue prestar atenção por muito tempo, diminua a duração dessas atividades. Não o deixe sair da cama e correr pela casa; mantenha o horário estabelecido. Se você determinar um horário realista, não esperando que ele durma mais do que precisa, você não deverá ter muitos problemas.

Tenha uma regra com respeito à permanência dele no quarto. Se ele não quiser, procure ajuda em uma clínica de sono para saber como conseguir isso. A solução mais fácil é simplesmente pegá-lo e levá-lo de volta sempre que ele sair da cama e do quarto. Não grite, não fique zangado, não sorria, não discuta. Apenas pegue-o e leve-o de volta, muitas e muitas vezes, até ele entender a mensagem. No final, ele entenderá.

Estabeleça limites muito claros e você evitará inúmeras brigas e discussões. Seja amoroso mas firme, e seu filho responderá. As crianças hiperativas com freqüência forçam e forçam os limites, realmente querendo que você diga "não". Elas continuarão forçando até você dizer.

Claire tentou essa técnica, com sucesso, com seu filho Dennis:
"Na clínica de sono disseram que se eu seguisse o programa ele funcionaria em três dias. Eu não acreditei realmente nisso, mas com o novo bebê eu estava totalmente desesperada e teria tentado qualquer coisa. A primeira noite em que ele acordou e foi para nosso quarto e começou a pular na cama, eu apenas o peguei e levei de volta para a cama. Em 1 minuto ele estava de volta e, novamente, eu o peguei e levei de volta. Meu marido fez o mesmo e continuamos assim durante metade da noite. Nós o levamos de volta para a cama 149 vezes! Levou metade da noite, mas no final ele desistiu e foi dormir na própria cama.
A segunda noite ele veio mais ou menos treze vezes. Se ele tivesse continuado durante a noite inteira não tenho certeza de que eu agüentaria. Nós ficamos deitados acordados e esperamos que ele viesse, mas ele não veio. Finalmente, eu levantei e fui vê-lo e ele estava dormindo na própria cama, parecendo um anjo.
A terceira noite, ele não veio. Ele ficou muito mais feliz com relação à hora de dormir e não estava tão cansado e irritadiço no dia seguinte. Meu único arrependimento é não ter tentado mais cedo, em vez de passar meses sem dormir."

O doutor Eric Taylor, professor de psicologia infantil no Maudsley Hospital, Londres, ressalta em seu livro *Understanding your hiperactive child* que você não deve supor que os problemas de sono de seu filho são devidos à sua hiperatividade. Na realidade, muitas crianças extremamente hiperativas dormem muito bem. Talvez os pais suponham que os problemas de sono de seu filho façam parte da sua condição e que, portanto, eles pouco podem fazer a esse respeito quando, na verdade, o treinamento de sono pode fazer maravilhas.

Com crianças mais velhas, que estão tomando medicamentos para a hiperatividade, a insônia pode ser um problema pois é um efeito colateral das drogas. Se esse é o caso, fale com seu médico para verificar se a dosagem pode ser reduzida. Algumas crianças com esse problema podem estar tomando pílulas para dormir e às vezes a dosagem está errada ou inadequada. Novamente, consulte seu médico.

Cansaço

A falta de sono pode ser responsável pela piora da hiperatividade. Um dos problemas é que as crianças parecem dormir muito menos do que precisam. John Pierce, professor de psicologia infantil na Nottingham University, diz que há poucas pesquisas a respeito da quantidade de sono que as crianças precisam e obtêm, mas ele afirma que há muitas evidências de que atualmente elas estão dormindo menos do que há uma geração. Ele também acredita que esse pode ser um fator na hiperatividade. "Os principais sintomas apresentados por crianças em idade pré-escolar que não estão dormindo o suficiente são irritabilidade, comportamento difícil e hiperatividade durante o dia. Nós sabemos que atualmente a hiperatividade é um problema maior do que costumava ser e realmente ficamos imaginando se há uma conexão."

Naturalmente, não podemos voltar à época em que, como escreveu Winfred de Kok, especialista infantil, em seu livro *You and your child*, publicado em 1955: "As crianças que aceitam sem reclamar que 18 horas é a hora de dormir são uma grande bênção". As crianças com menos de dez anos de idade costumavam ir para a cama entre 18 horas e 19h30 e dormiam uma hora após o almoço. Atualmente, em geral até crianças muito novas ficam acordadas até 8 ou 9 horas da noite e algumas vão para a cama na mesma hora que os pais, por volta das 22 ou 23 horas. Com muita freqüência elas ficam assistindo à televisão, ouvindo música, brigando e gritando com os pais frustrados e cansados, e se excitando em lugar de se acalmar e preparar para dormir.

Dilys Daws, psicólogo infantil e consultor na Tavistock Clinic em Londres, e autor de um livro sobre problemas de sono, *Through the night*, ressalta que o sono é necessário para ajudar a criança a processar suas experiências. Dormir menos do que o necessário provoca níveis elevados de estresse, podendo afetar o sistema imunológico e até mesmo seu crescimento, pois os hormônios do crescimento precisam de um período de sono contínuo para funcionar. O efeito da falta de sono é cumulativo e se uma criança dorme mal à noite sonecas durante o dia não vão ajudar, embora possam ser úteis para recuperar o sono de uma noite em que ocasionalmente ela foi dormir tarde.

Quer a hiperatividade seja ou não um fator na insônia do seu filho, você ainda precisa tentar solucionar um problema de sono. Seu filho precisa dormir para o bem da própria saúde, bem como você e sua família.

Urinar na cama

Não é muito conhecido o fato de ser extremamente comum as crianças com DDAH urinarem na cama. É outra tarefa desagradável para os pais já cansados, que precisam trocar regularmente toda a roupa de cama, e pode ser prejudicial à auto-estima da criança.

O ato de urinar na cama é conhecido na medicina como enurese. Uma criança que nunca deixa de urinar na cama está sofrendo de enurese primária, enquanto a criança que não urinava na cama e começa a urinar tem enurese secundária. A enurese primária é muito comum em crianças com DDAH: uma pesquisa descobriu que entre 1.822 crianças diagnosticadas com DDAH, cerca de 48 por cento já haviam urinado ou urinavam na cama. Por outro lado, a enurese secundária não é mais comum entre as crianças com DDAH do que em quaisquer outras e é geralmente causada por doença, ansiedade ou estresse. Estudos mostraram que em uma população cerca de 17 por cento das crianças ainda urinavam na cama aos cinco anos de idade, 7 por cento aos sete anos de idade, 5 por cento aos dez anos de idade e 1-2 por cento na adolescência. Assim, você não deve se preocupar muito se seu filho de cinco anos urina na cama, entretanto se seu filho de sete anos está urinando na cama você deve buscar ajuda médica. Há apenas uma chance de 50 por cento de uma criança de oito anos que urina na cama superar o problema aos doze anos de idade.

A enurese primária não é culpa de seu filho. Há uma predisposição genética, assim como no DDAH: em outras palavras, a criança herda a tendência para urinar na cama. Como no DDAH, isso é muito mais comum nos meninos do que nas meninas e mostra um padrão semelhante de hereditariedade, tendo o menino maior probabilidade de urinar na cama se o pai teve problemas semelhantes. A enurese primária ocorre porque a criança é menos capaz de acordar quando a bexiga está cheia e ficar acordada o suficiente para ir ao banheiro. Sem ajuda, muitas crianças jamais aprenderiam a não urinar na cama à noite; contudo, com ajuda, o problema é quase totalmente curável.

O melhor tratamento é um sistema de alarme que você pode comprar ou que pode ser prescrito pelo médico. O alarme ajuda a treinar novamente a criança a acordar ao ter a sensação de bexiga cheia. Assim que o lençol começa a ficar molhado, o alarme dispara, acordando a criança. Muitos estudos relataram índices de sucesso de até 90 por cento utilizando esse método.

Outra técnica, a ser utilizada quando a criança está começando a conseguir controlar a bexiga à noite, é lhe dar muito líquido na hora de dormir para reforçar a capacidade de reter a urina. Quando se acrescenta o sistema de alarme a essa técnica, o índice de sucesso é ainda maior. Descobriu-se também que com crianças mais velhas fazê-las trocar os lençóis também ajuda na aprendizagem. O sistema de alarme ajudará a diminuir o número de lençóis e cobertores molhados, mesmo que seu filho não adquira o controle total da bexiga.

Existem alguns supostos tratamentos que você jamais deve utilizar. Eles incluem sistemas que envolvem castigos, que não funcionarão e vão diminuir a auto-estima de seu filho, aumentando a vergonha e a ansiedade que ele já sente. As crianças que urinam na cama muitas vezes sentem medo de dormir na casa dos amigos ou de trazer amigos para dormir em casa, de viagens com a escola e outras atividades que incluam dormir fora de casa. Castigar seu filho apenas aumenta sua infelicidade e piora o problema. Você nunca deve levá-lo ao banheiro durante a noite se ele já não usa fraldas. Isso ajuda a treinar a criança a soltar a bexiga e urinar enquanto ainda não está totalmente consciente e pode deixá-la mais predisposta a urinar na cama. Você não deve limitar a ingestão de líquidos de seu filho, a não ser logo antes da hora de dormir. Com certeza você não deve limitar a ingestão de líquidos durante o dia. Finalmente, você jamais deve forçar uma criança mais velha a usar fraldas pois isso pode ser profundamente humilhante e até mesmo provocar danos psicológicos duradouros.

A importância da rotina e dos limites

Com freqüência as crianças hiperativas agem melhor quando têm uma rotina na qual podem atuar e quando sabem quais são os limites. Tente criar o máximo de oportunidades possível para brincadeiras e atividades físicas durante o dia, talvez por curtos períodos entre outras atividades mais tranqüilas, para que elas possam "gastar energia". As crianças hiperativas tendem a ser muito desordeiras e podem ser tão exigentes que os pais ficam propensos a "desistir" e deixá-las fazer o que querem porque o esforço de tentar criar uma rotina pode ser muito difícil. Contudo, a longo prazo, isso pode piorar as coisas para todos.

Para se desenvolver, as crianças com DDAH precisam de um ambiente mais estruturado na escola e em grupos. Steve Biddulph, autor do livro *Raising boys*, ressalta que em qualquer grupo de meninos há três coisas que eles precisam saber:

- Quem está no comando?
- Quais são as regras?
- As regras serão iguais para todos?

Isso é verdadeiro para todos os meninos e, sem dúvida, para as crianças com DDAH.

O livro de Steve Biddulph também conta uma história maravilhosa a respeito de um menino diagnosticado como portador do DDAH. O pai pensou que "déficit de atenção" significava que o menino não estava conseguindo prestar atenção suficiente. Ele fez um grande esforço para envolver o filho em suas atividades e passou mais tempo brincando e conversando com ele e o comportamento do menino melhorou significativamente. Uma quantidade maior do tipo certo de atenção sem dúvida beneficiará a criança com DDAH. A atenção deve ser direcionada para a recompensa do bom comportamento da criança e demonstrações de amor e afeto, ajudando-a a seguir as regras.

Criando estruturas em casa

Quando os pais determinam e impõem algumas regras, mantendo um sistema de recompensas constantes para seus filhos quando eles se comportam bem, as crianças com DDAH podem aprender o comportamento adequado com maior rapidez. Vocês devem estabelecer quais são as regras importantes em casa e se elas forem violadas as conseqüências devem ser imediatas. Tentem determinar o mínimo possível de regras e expressá-las de acordo com o que seu filho deve fazer, e não com o que ele não deve fazer. Elogie seu filho e recompense-o pelo bom comportamento.

Mantenham sua casa o mais organizada possível – os sapatos da criança no mesmo lugar, bem como as roupas, o material escolar e os apetrechos de natação, para que ele saiba onde encontrá-los. Tentem seguir a mesma seqüência e rotina para que ele saiba onde se encontra e o que esperar. Algumas vezes as férias causam problemas porque mudam a rotina, portanto fiquem atentos a isso quando do forem planejar uma viagem.

Determinem um local específico no qual seu filho ficará para "dar um tempo" quando seu comportamento ficar fora de controle.

Esse local não deve ser visto como castigo, mas como um lugar onde ele poderá se acalmar. Quando seu filho é muito novo, em geral terá de ser levado até esse local e obrigado a permanecer lá; quando é mais velho, dizer-lhe para ir deve ser o bastante. Finalmente, ele poderá desenvolver suficiente autocontrole para ir sozinho para lá. Esse local deve ser agradável, talvez com uma pilha de almofadas, livros para olhar, em uma sala tranqüila, mas deve ser um lugar onde ele não estará com outras pessoas.

Para uma criança mais velha, escolham um lugar livre de distrações onde ela possa fazer a lição de casa, sem ver televisão ou ouvir rádio. Quando quiserem que seu filho trabalhe, reduzam as outras distrações ao mínimo – por exemplo, não recebam visitas nem deixem as outras pessoas da família se envolverem em atividades barulhentas durante esse período.

Conversando com seu filho

As crianças com DDAH não prestam atenção e muito daquilo que você diz não será compreendido por elas. Quando você quiser a atenção de seu filho, é aconselhável ficar no mesmo nível dele. Talvez seja necessário controlá-lo colocando a mão em seu braço ou ombro ou segurando-o com delicadeza. Fale com clareza e certifique-se de que ele está escutando. Faça com que ele olhe em seus olhos. Repita o que você disse se for necessário e peça-lhe que repita o que você acabou de dizer para ter certeza de que ele compreendeu.

Ao lhe dar instruções, lembre-se de mencioná-las na mesma ordem em que espera que elas sejam cumpridas. Seja bastante claro a respeito das coisas e utilize gestos tanto quanto possível ao explicar as coisas a ele. A criança com DDAH pode precisar de contínua persuasão. Isso não é o mesmo que "reclamar"; ela apenas não consegue lembrar da mesma maneira como as outras crianças.

Protegendo seu lar

Uma criança hiperativa pode provocar muitos danos em um lar normal. É importante adaptar sua casa tanto quanto possível para diminuir o perigo e também para que você não precise dizer continuamente a ela para não tocar nisso e não fazer aquilo. Assim como quando seu filho está começando a andar é necessário tirar do seu alcance todas as coisas quebráveis, colocar uma grade na frente da lareira e tomar certas precauções na cozinha, se seu filho é hiperativo você precisa eliminar os perigos em sua casa.

As crianças hiperativas são muito impulsivas e podem não parar para pensar nas conseqüências de seus atos. Certifique-se de que qualquer substância perigosa e outros venenos caseiros estejam trancados. Aparafuse as estantes de livros na parede para que elas não possam derrubá-las e coloque os enfeites e quadros com vidro bem longe de seu alcance. Não deixe nenhum fio pendurado para que seu filho não os arranque ou tropece neles e mantenha os cosméticos e artigos de toucador longe dele. Se seu filho gosta de atividades como pular nas camas e nos sofás, verifique se isso é seguro. Se seu sofá é muito caro e você não quer que ele pule nele, arrume um colchão velho ou uma pequena cama elástica como alternativa.

Crianças agressivas

Algumas crianças hiperativas são mais agressivas do que o normal. Algumas simplesmente assustarão as outras crianças correndo vigorosamente e fazendo muito barulho, algumas podem acidentalmente machucar outras crianças, e outras podem ser mais ativamente agressivas. Muitas crianças hiperativas não gostam de compartilhar brinquedos e esperar a sua vez em atividades de grupo, podendo reagir com agressividade.

A melhor coisa a ser feita é agir imediatamente após seu filho começar a ser agressivo. Se ele está brigando com outras crianças, diga "não" calmamente e leve-o para fora da sala. Explique que não é aceitável bater nas pessoas e que se ele fizer isso novamente não assistirá à televisão ou não ganhará a sua bebida ou o biscoito ou qualquer outra coisa que ele estiver esperando. Algumas vezes a agressão surgirá porque ele não tem habilidades sociais para explicar o que deseja das outras pessoas. Assim, se ele está tirando um brinquedo de outra criança, diga-lhe que ele precisa pedir a ela. Explique que ele pode ficar com o brinquedo por 5 minutos e então devolvê-lo à outra criança. Tente lhe mostrar com o seu comportamento que existem outras maneiras. Sempre tente resistir à tentação de agredir seu filho por ter sido agressivo. Uma criança pequena não entende por que você pode bater nela mas ela não pode bater nos outros e, sabidamente, as crianças imitam aquilo que você faz, não o que você diz.

Algumas crianças são agressivas e difíceis em situações de grupo. Novamente, use o método de "dar um tempo" até ela se acalmar. Mostre-lhe repetida e consistentemente que a agressão não vale a pena.

Outras crianças na família

Uma criança hiperativa na família pode causar muito sofrimento às outras crianças. Pode parecer que ela está recebendo toda a atenção dos pais. Ela pode estragar as brincadeiras das outras crianças, quebrar seus brinquedos, prejudicar seus relacionamentos com os amigos e, em geral, fazer muito barulho e trazer o caos para o lar.

Com freqüência, uma criança hiperativa na família também pode fazer as outras crianças se comportar mal. Elas vêem o irmão hiperativo escapar impune das coisas que faz e não compreendem por que também não podem. Por isso é importante tentar resistir a dizer "ele não consegue, ele é hiperativo" o tempo todo. Tente determinar as mesmas regras para todos até onde for possível.

Embora você possa considerar o DDAH uma deficiência, as outras crianças da família podem sentir inveja do irmão hiperativo, achando que ele é "especial" porque come alimentos especiais, tem consultas especiais com o médico ou psicólogo infantil e segue regras especiais. As crianças estão sempre buscando sinais de que uma delas está recebendo mais amor e afeto do que as outras, e é por isso que elas vão protestar se pensarem que um dos irmãos recebeu uma fatia maior do bolo. Realmente ajuda se você puder tratar toda a família da mesma forma. Se a criança hiperativa segue uma dieta especial, tente cozinhar os mesmos alimentos para toda a família. Se isso não for possível, arrume um alimento substituto – como um sorvete sem leite – e sirva-o sem tornar isso um problema.

Pode ser de grande ajuda reservar um período para ficar sozinho com seu outro filho ou filhos, concentrando-se nas atividades de que eles gostam e não são possíveis com o irmão hiperativo por perto. Talvez nos fins de semana os pais possam se revezar nos cuidados com a criança hiperativa enquanto o outro passa algum tempo com os outros filhos. Isso beneficiará a todos.

Se os outros filhos são mais velhos, pode ser tentador lhes dar a responsabilidade de cuidar do irmão hiperativo e ajudá-lo. Tente não fazer isso mais do que o absolutamente necessário. Você pode ficar tentado a lhes dar mais responsabilidade do que eles conseguem lidar na sua idade e, então, algumas vezes as coisas saem erradas e eles se sentirão péssimos.

Algumas vezes as crianças mais velhas sentirão vergonha de convidar os amigos para visitá-las porque não querem que eles vejam como é seu irmão, ou porque acham que ele vai estragar as brincadeiras. Talvez você possa arrumar alguma coisa especial para seu filho hiperativo fazer nessas ocasiões, sem afastá-lo completamente. Tente não estigmatizá-lo demais ou fazer disso um grande problema porque isso também afetará sua auto-estima e sua habilidade de conviver socialmente.

Entretanto, não há dúvida de que por mais que você se esforce uma criança com DDAH severo pode ter um efeito muito desastroso nos outros membros da família. Kim tem quatro filhos: Daniel, 13; Christopher, 11, que é hiperativo; Cally-Jane, 9; e Bronny, 4.

"Christopher é especialmente desagradável com sua irmã Cally-Jane. Ele diz coisas ruins para ela o tempo todo e está sempre batendo nela sem nenhum motivo. A filha mais nova foi muito difícil e, na verdade, foi diagnosticada com DDAH. Mas ela começou a freqüentar a pré-escola e está indo bem, portanto agora eu penso que era a situação em casa. Eu acho que ela ficava perturbada com toda a gritaria e o comportamento assustador de Christopher."

Daniel, o mais velho, também sofreu porque precisa dividir o quarto com Christopher. "Christopher não vai dormir até a meia-noite e Daniel precisa acordar cedo para ir à escola. Ele fica muito chateado quando Christopher não o deixa dormir."

Christopher só foi diagnosticado aos oito anos e meio de idade e nessa época os dois últimos filhos de Kim já haviam nascido. Kim afirma que não teria tido mais filhos se tivesse conhecimento do DDAH.

"Eu só acho que não é justo para eles. Ele é muito difícil e eu não tenho tempo para lhes dar atenção. Quando Cally-Jane era bebê eu a alimentava, trocava suas fraldas e colocava-a no berço para poder cuidar de Christopher. Bronny também ficou sem receber a atenção de que precisava e é por isso que eu acho que ela agora tem problemas."

Daniel e Cally-Jane escreveram seus sentimentos sobre ter um irmão hiperativo.

Daniel (13 anos)

Não é fácil ser irmão de Christopher nem morar com ele, mas eu preciso. Ele é uma mistura de tudo, um lado é bobo, imaturo e cruel e o outro é amoroso, sensível e, acima de tudo, talentoso.

Ele não consegue deixar de ser como é, mas isso não torna mais fácil ter de morar com ele. Ele toma Ritalin, o que traz para fora seu lado bom e tem um efeito importante nele. A maior parte do tempo eu detesto ficar perto dele. Eu tenho treze anos e por isso logo fico aborrecido com ele, e algumas vezes parece que o mundo inteiro está em cima de mim e não há saída.

Chris sempre precisa estar com a razão, mesmo sabendo que não está, eu perco a paciência com ele e então acabo arrumando confusão. Quando ele fica me irritando ou me aborrecendo eu sinto que quero machucá-lo, mas sei que não posso. Mas se Chris não fosse assim ele não seria o Chris, seria?

Cally-Jane (9 anos)
Christopher é meu irmão mais velho, ele tem DDAH. Ele é um pouco louco e me irrita bastante. Ele não gosta de nenhum dos meus amigos. Ele diz coisas que realmente me magoam e jamais vai para a cama. Quando ele não consegue fazer as coisas do jeito que quer ele põe a casa abaixo. Eu gosto quando ele é gentil porque raramente ele é gentil e ele também me odeia. Eu preciso ficar longe dele, mas isso é difícil porque ele fica me seguindo. Quando ele não consegue dormir, ele senta na escada e bate na parede e grita.

Talvez a coisa mais encorajadora seja que, apesar de todos os sentimentos negativos e as dificuldades de ser irmão de uma criança hiperativa, também existem sentimentos positivos. Por mais que as crianças possam criticar os irmãos em casa, elas com freqüência não medem esforços para protegê-los dos insultos de outras crianças ou de qualquer ameaça externa. Também haverá sentimentos de afeto e companheirismo. É importante tentar desenvolver ao máximo esses sentimentos e tornar a vida tão normal quanto possível para seus outros filhos.

Fazendo amizades

É fundamental que você faça tudo o que puder para ajudar o seu filho hiperativo a fazer amizades. Se as visitas à sua casa forem difíceis, leve as crianças para fazer atividades vigorosas como passeios no parque ou ao *playground*, à piscina etc. Inicialmente, você talvez precise controlar fisicamente seu filho para fazê-lo esperar sua vez no escorregador, por exemplo, e pode gradativamente aumentar esse tempo para que ele aprenda a esperar.

Certifique-se de que se ele demonstrar qualquer agressividade você interfira rapidamente para acalmá-lo e afastá-lo por um curto período de tempo a fim de deixar claro que não vai tolerar esse comportamento. Isso pode ser difícil se ele for convidado para ir à casa de alguém antes de as pessoas saberem a respeito da sua hiperatividade. É importante explicar que ele é hiperativo e avisá-las de que ele pode ser fisicamente muito impetuoso. Com freqüência, é bom você estar presente na primeira vez que ele for a qualquer lugar, para verificar os possíveis perigos. Igualmente, se ele receber um amigo em casa, você talvez precise brincar com eles no início para mostrar a seu filho como se comportar e impedir que a outra criança fique intimidada.

Mais cedo ou mais tarde você terá de deixar seu filho ir sozinho a algum lugar. Em algum momento você precisará tentar; o pior que pode acontecer é ele não ser mais convidado a voltar!

Ajudando a auto-estima de seu filho

Um dos principais problemas das crianças hiperativas é que elas tendem a desenvolver uma baixa auto-estima. Em casa elas quase sempre são criticadas e acham que muitas crianças não gostam delas; elas são repreendidas na escola e quase sempre têm notas baixas. Em geral, elas não conseguem ver que têm um problema, mas afirmam que as outras pessoas estão sempre gritando com elas ou atacando-as e que estão sempre metidas em confusão. Elas também podem queixar-se de que não conseguem fazer a lição de casa, porque é muito difícil ou chato.

À medida que ficam mais velhas, se os problemas persistirem, podem começar a criticar a si mesmas, dizendo: "Eu sou horrível em matemática, inglês, leitura". A escola pode ser um problema constante para as crianças com DDAH (ver Capítulo 5).

É importante encontrar maneiras de elevar a auto-estima de seu filho e interromper esse círculo vicioso de fracassos. Quando você tem um filho hiperativo, é sempre fácil ver todas as coisas ruins que ele faz e criticá-lo constantemente. Não é bom uma criança escutar o dia inteiro: "Não faça isso, não faça aquilo, pare, largue isso, você é muito barulhento, você nunca escuta o que eu digo!", isso diminui a sua auto-estima. Ela passa a acreditar em todas essas coisas sobre si mesma e, portanto, esforça-se menos para mudar. Por mais caótico e difícil que seja lidar com seu filho, ele fará algumas

HIPERATIVIDADE 65

coisas positivas. É muito importante identificar os momentos nos quais ele está sendo bom e recompensá-lo em vez de constantemente criticá-lo e castigá-lo; pode ser difícil, mas fará maravilhas.

Nós tendemos a ignorar as crianças quando elas estão se comportando bem e notá-las quando elas se comportam mal, e essa reação é exagerada com uma criança hiperativa. Se algum dia seu filho ficar dez minutos lendo um livro, a tendência é aproveitar esses raros e preciosos momentos para fazer alguma coisa por si mesmo. Seu filho não recebe nenhum *feedback*, sente-se ignorado e começa a correr como louco, atirando coisas no chão. De repente, você volta e lhe dá alguma atenção – mesmo que ela seja negativa.

Tente elogiá-lo e prestar atenção quando ele faz alguma coisa que você deseja estimular. Por exemplo, você pode recompensá-lo sempre que ele sentar durante 5 minutos para ler ou quando sentar à mesa e comer sem ficar pulando na cadeira, ou quando brincar com as outras crianças sem brigar. Alguns pais não gostam da idéia de recorrer a suborno, mas uma recompensa não é realmente um suborno, é uma maneira de dar um *feedback* positivo à criança e a maioria das crianças hiperativas recebe muito pouco disso.

Quando seu filho se comportar mal, você também deve tentar ignorá-lo, em vez de gritar com ele ou castigá-lo. Obviamente isso não significa que você deva deixá-lo totalmente sem controle ou fazer alguma coisa perigosa, mas você pode tranqüilamente retirá-lo do local, deixar o local ou, dependendo da idade dele, dizer que você não quer falar com ele por alguns minutos. Fazendo isso, você pode mostrar sua desaprovação muito claramente. É a mesma teoria usada para lidar com os acessos de raiva normais em uma criança. Ignore-os e eles cessarão: assim que seu filho parar de se comportar mal, continue como se nada tivesse acontecido, recompensando dessa forma o bom comportamento, não o ruim.

É importante escolher o tipo certo de recompensa. Você não vai querer que seja algo caro e dar dinheiro realmente parece suborno. As crianças muito jovens ficarão felizes com uma pequena guloseima, as mais velhas serão capazes de "economizar" para uma recompensa maior. Algumas ficarão felizes recebendo estrelas douradas e você pode recompensá-las quando tiverem juntado determinada quantidade. A recompensa pode ser alugar um filme ao qual ela quer assistir ou deixá-la fazer uma atividade de que ela gosta. Deve ser algo do qual ela não se cansará porque você talvez queira lhe dar várias recompensas em um dia. Lembre que o mais importante é elogiar seu filho e ressaltar que ele se comportou bem.

Tente pensar em maneiras mais positivas de falar com seu filho. Se, como algumas crianças hiperativas, ele é fisicamente desajeitado, não fique lhe dizendo isso. Não lhe dê uma série de instruções como "Vá lá para cima, coloque isso na cama, arrume o seu quarto e então faça a lição de casa" porque você vai sobrecarregá-lo com informações e ele terá esquecido a segunda ordem antes mesmo de ter acabado de cumprir a primeira. Também tome cuidado com instruções vagas ou generalizadas como "lembre-se de ser cuidadoso" porque ele talvez não perceba o que ser cuidadoso realmente significa.

Acima de tudo, tente encontrar um período de tempo todos os dias para ficar sozinho com seu filho. As crianças com DDAH florescem quando recebem toda a sua atenção e você descobrirá que após fazer esse esforço realmente pode aproveitar o tempo com ele, o que ajudará a aumentar os laços entre vocês.

> "Em determinado ponto eu estava tão desesperada com meu filho que realmente considerei a idéia de interná-lo", lembra uma mãe. "Tudo o que eu tentava não dava certo e eu não parecia capaz de me entender com ele. Ter uma criança hiperativa causou problemas em meu casamento e com os outros filhos, e tudo isso era demais para mim. Mas nós buscamos ajuda e o melhor conselho que me deram foi para eu passar algum tempo sozinha com ele, fazendo aquilo que ele queria fazer. Quando tínhamos esses momentos, ele ficava feliz e ria, e eu percebia que o amava. Isso fez toda a diferença."

Ajudando a si mesmo

Se você tem um filho hiperativo, isso inevitavelmente provocará tensões para você, seu/sua parceiro/a e sua família. As exigências de uma criança assim podem causar problemas na família, separando os pais e provocando discussões com avós e familiares a respeito da sua educação. A falta de sono deixa os pais irritados e mais propensos a discussões. Como em geral é a mãe que cuida da criança, ela pode estar tão exausta e tensa que quando o pai volta para casa ela está sem energia. Muitas mães não voltam a trabalhar porque têm medo de que ninguém seja capaz de lidar com as exigências de seu filho ou de cuidar dele adequadamente, e isso pode provocar ressentimentos.

Se você está com problemas em seu relacionamento porque há uma criança hiperativa na família, procure ajuda logo. Uma separação dos pais é a última coisa de que seu filho precisa e ele pode sentir-se culpado por tê-la provocado. A insegurança causada por pais preocupados, infelizes só pode piorar a situação dele.

Como pais vocês precisam apresentar uma frente unida a seu filho, especialmente se estiverem tentando estabelecer boas rotinas e ser mais disciplinados em casa. Há muitas instituições que oferecem aconselhamento a casais, ou talvez seu médico possa conseguir ajuda para vocês.

É melhor não deixar que a hiperatividade de seu filho mude completamente a vida de vocês. Vocês devem tentar passar algum tempo sozinhos, talvez saindo regularmente uma vez por semana. Vocês podem encontrar alguém para cuidar dele, mesmo durante períodos curtos. Se você não tem um/a parceiro/a, deve tentar tirar uma folga, saindo à noite com amigos ou indo ao cinema de vez em quando.

Se você está cuidando de uma criança hiperativa, há muitas terapias disponíveis que podem ajudar a aliviar a tensão. Com freqüência, perto de casa você encontrará locais onde ensinam ioga, relaxamento etc., algumas vezes com baixo custo. Você também pode tentar freqüentar uma academia de ginástica ou fazer natação para ajudar a manter a forma ou fazer massagem com aromaterapia, flutuação ou meditação para ajudar a aliviar a tensão e acalmar. Isso pode fazer você sentir-se como uma nova pessoa e lhe devolver a paz e a energia de que você precisa para lidar com as exigências diárias envolvidas nos cuidados de uma criança hiperativa.

3

Tratamento médico

O tratamento médico habitual para o DDAH é uma combinação de medicamentos e terapia comportamental e cognitiva. Contudo, como acontece com todos os outros fatores relacionados a esse assunto, os próprios médicos discordam a respeito das opções de tratamento, e o tratamento com drogas está repleto de controvérsias.

Em primeiro lugar, há aqueles que são a favor da utilização de drogas. Algumas pesquisas demonstraram que o Ritalin, a droga habitualmente prescrita para o DDAH, é tão eficaz administrado isoladamente quanto em combinação com a terapia comportamental, o que levou alguns médicos a sugerir que a terapia comportamental não apresenta bons resultados no tratamento do DDAH. Outros apóiam a abordagem comportamental e são contra o uso de medicamentos. Para sustentar seus argumentos, há outros estudos que mostram que as intervenções comportamentais na sala de aula apresentam efeitos muito bons, ou até mesmo melhores do que os efeitos de medicamentos estimulantes. Alguns especialistas acreditam que, embora as drogas possam ajudar no curto prazo, alguma outra coisa é necessária a longo prazo.

Algumas vezes o medo da prescrição de drogas inibe os pais de levar seu filho ao médico e obter um diagnóstico. Entretanto, é melhor descobrir exatamente qual é o problema com seu filho; então, você poderá discutir o tratamento. Seu filho não tomará drogas sem o consentimento dos pais.

Onde procurar ajuda

Primeiro, você deve procurar o médico de sua família. Ele poderá diagnosticar o problema ou, mais provavelmente, encaminhá-lo a um pediatra (um médico especializado em saúde infantil) ou a um psiquiatra infantil (um médico especialmente treinado em doenças mentais de adultos e crianças, mas que se especializou no tratamento de crianças).

Algumas vezes, um psicólogo educacional será o primeiro a diagnosticar o problema de seu filho na escola. Eles têm treinamento em psicologia e em educação. A escola pode ter solicitado um psicólogo educacional se seu filho estava apresentando dificuldades de aprendizagem e comportando-se inadequadamente.

Obtendo o diagnóstico

Com freqüência é um enorme alívio descobrir que o problema de seu filho tem um nome e sentir que o tratamento pode ajudá-lo.

Kim lembra que chorou de alívio quando o filho Christopher foi diagnosticado por um consultor aos oito anos e meio de idade. "Até aquele momento eu me sentia muito culpada. Disseram-me que seus problemas de comportamento eram devidos à má educação ou estavam relacionados a problemas entre mim e meu marido, ou tinham algo a ver com a depressão pós-parto que eu tive após seu nascimento. Agora percebo que esses problemas foram provocados pelo comportamento dele, não o contrário. Eu me sentia culpada também sempre que o tratávamos como se ele fosse uma criança malcriada. Eu não queria lhe dar remédios, mas quando ele começou a tomá-los a diferença foi enorme, ele era uma criança diferente."

Tratamento com drogas

Depois de o DDAH ter sido diagnosticado, o tratamento em geral será feito com drogas, a não ser que os pais se oponham ou o DDAH seja brando. As drogas utilizadas no tratamento do DDAH são, curiosamente, drogas estimulantes relacionadas a anfetaminas. Isso parece ir contra o bom senso, mas muitos estudos mostraram a sua eficácia. O tratamento com drogas realmente parece ser a terapia mais poderosa disponível para crianças com DDAH severo. As drogas usadas são cloridrato de dextroanfetamina (Ritalin), dextroanfetamina (Dexedrine) ou pemolina. Das crianças tratadas com essas drogas, 95 por cento estão tomando Ritalin. Essas drogas atuam estimulando partes do cérebro que não estão funcionando bem nas crianças com DDAH.

A composição da anfetamina é muito semelhante à de alguns dos neurotransmissores como a dopamina e a noradrenalina, encontradas naturalmente no cérebro. É possível que as crianças hiperativas tenham uma anormalidade na forma das moléculas "receptoras" na superfície das células nervosas às quais o transmissor, noradrenalina ou dopamina, está ligado, porém são necessárias mais pesquisas sobre o assunto.

Essas drogas têm sido usadas há muito tempo. Um médico americano, o doutor Charles Bradley, foi o primeiro a descrever os efeitos de uma anfetamina chamada benzedrine em crianças com hiperatividade no *American Journal of Psychiatry*, em 1937. Ele descobriu que a droga melhorava notavelmente o comportamento e o desempenho escolar dos seus pacientes. Após duas décadas de silêncio, mais pesquisas confirmaram o fato e a eficácia do Ritalin (cloridrato de metilfenidato), que foi comercializado em 1957. Mais de 45 experimentos duplo-cegos, controlados por placebo, foram realizados entre 1984 e 1994, tornando o Ritalin a droga psicotrópica mais bem pesquisada no tratamento de crianças e, possivelmente, em toda a psiquiatria. Cada um desses estudos mostrou indiscutivelmente que o Ritalin era eficaz em uma ampla variedade de problemas incluindo déficit de atenção, impulsividade, agressão, compreensão, aritmética, leitura, soletração, persistência na solução de problemas, hiperatividade, aquisição de informações, rendimento no trabalho, funcionamento cognitivo, memória de curto prazo e comportamento.

Dosagem

A dosagem varia para cada criança, uma vez que pode haver uma ampla variação na quantidade e na efetividade da droga em cada pessoa. Obter a dosagem correta com o Ritalin é uma questão de tentativa e erro já que grandes diferenças nos níveis da droga foram encontradas na corrente sanguínea de crianças que tomaram a mesma dose oral. Isso acontece porque algumas crianças parecem metabolizar e decompor a droga mais rapidamente do que outras. A velocidade com a qual a droga é absorvida pelo intestino também pode ser mais lenta em algumas crianças do que em outras. A dose diária precisa ser determinada de acordo com aquilo que parece funcionar para seu filho e não com base em sua idade ou seu peso.

A maioria dos médicos começará com uma dose mínima – meio tablete, equivalente a 5 miligramas de Ritalin ou 2,5 miligramas de dextroanfetamina, e essa dose pode ser aumentada a cada dois ou três dias até se obter o melhor resultado. A droga começa a fazer efeito cerca de 30 minutos depois e dura de 3 a 4 horas. Ela é totalmente eliminada pelo corpo e não há efeito residual no dia seguinte. A maioria das crianças tomará uma dose no café da manhã, no almoço e talvez dosagens menores depois das aulas. Como o efeito só dura quatro horas, ela precisa ser administrada pelo menos quatro vezes ao dia.

Há algumas evidências de que, embora o comportamento melhore com doses baixas, médias ou altas de Ritalin, o desempenho escolar melhora com doses baixas, mas há uma diminuição nesse desempenho com uma dose mais alta. A eficácia da droga tende a ser avaliada pelo seu efeito no comportamento e não no desempenho escolar, portanto os pais precisam estar atentos a isso.

Ritalin e desempenho escolar

Algumas vezes a criança com DDAH vai melhorar consideravelmente na escola ao tomar medicamentos.

Quando Christopher, o filho de Kim, começou a tomar Ritalin ele passou do último lugar na classe, aos oito anos de idade, para os primeiros lugares um ano mais tarde.

"Antes, ele não conseguia ficar quieto, não se concentrava, não aprendia nada. Ele foi ameaçado de expulsão, foi um pesadelo. Agora eles aceitam que ele é brilhante e tem um problema, enquanto anteriormente eles presumiam que ele poderia mudar seu comportamento e era tratado como se fosse malcriado o tempo todo."

Efeitos colaterais

Como acontece com qualquer droga, o Ritalin tem efeitos colaterais, embora eles não afetem todas as crianças. Quanto mais jovem a criança, mais os efeitos colaterais serão percebidos, especialmente nas crianças em idade pré-escolar. Um estudo mostrou que somente três entre 28 crianças nessa fase deixaram a medicação após um experimento, devido a efeitos colaterais como irritabilidade, dependência, diminuição da sociabilidade, falta de apetite e insônia, enquanto outro estudo mostrou que 30 por cento interromperam o tratamento. As crianças de cinco ou seis anos ou mais experimentaram menos efeitos colaterais.

Um efeito colateral comum do Ritalin é a diminuição do apetite, embora em alguns casos as crianças realmente comam mais porque conseguem ficar sentadas mais tempo à mesa. Normalmente, a diminuição do apetite melhora enquanto a criança se adapta ao medicamento, mas ocasionalmente isso não acontece e ela perde peso. Algumas vezes ela cresce mais lentamente, mas em geral ela crescerá normalmente quando o medicamento for interrompido. As crianças que tomam Ritalin durante muito tempo, quando o medicamento não pode ser interrompido antes do final do crescimento ósseo, podem sofrer uma pequena redução em sua altura final como resultado do tratamento. Essa redução em geral é de cerca de 2,50 cm em crianças que vão crescer até 1,80 m ou mais e menos de 1,25 cm em crianças que vão crescer menos do que 1,80 m.

A demora para adormecer pode ser outro efeito colateral, entretanto, com freqüência seu filho dormirá melhor. Algumas vezes o Ritalin tem um efeito "ricochete". Quando seu filho não toma o medicamento no final do dia, ele pode ficar ainda mais irritadiço, hiperativo e cheio de energia do que o normal e isso pode impedir o sono. Se ele não consegue dormir à noite, pode ser oferecida uma dose menor de uma droga chamada risperidona, ou uma dose na hora de dormir de clonidina. No entanto, pode acontecer de o Ritalin deixar seu filho muito sonolento quando a dosagem é muito alta. Com freqüência, ele continuará agressivo mesmo enquanto estiver tomando Ritalin e nesse caso também podem ser dadas a risperidona ou a clonidina.

A dor abdominal também é um efeito colateral ocasional e em geral ocorre no início do tratamento. Contudo, as dores de cabeça são bastante raras e, na verdade, o Ritalin ajuda a aliviar dores de cabeça crônicas ou enxaquecas em crianças com DDAH. Podem ocorrer alterações temporárias na pressão sanguínea em crianças mais velhas, e isso pode acontecer porque a dosagem é muito alta.

Outros possíveis efeitos colaterais incluem náusea, boca seca, tremor, dificuldade para tomar água, batimentos cardíacos rápidos, dores no peito, diarréia, constipação e, em doses mais elevadas, pânico, confusão e agressão. Algumas vezes o Ritalin não tem o habitual efeito calmante nos sintomas do DDAH, e seu filho fica muito emotivo, choroso e irritadiço; nesse caso o medicamento deve ser interrompido. Em casos raros as crianças desenvolvem espasmos involuntários e tiques enquanto estão tomando drogas estimulantes, mas nesses casos elas devem deixar de tomá-las imediatamente. Também foram registradas raras reações alérgicas – brotoejas, urticária, febre e artrite. Se seu filho apresenta esses problemas, interrompa a medicação e procure o médico imediatamente.

Como o uso dessas drogas em adultos pode causar dependência, houve muita preocupação com o fato de as crianças também poderem ficar dependentes. Na verdade, não há relatórios médicos sobre crianças que se tornaram dependentes do Ritalin ou da dexanfetamina. Algumas pesquisas indicaram que as crianças ao usarem esses medicamentos não apresentam maior probabilidade de ingerir outras substâncias do que aquelas que não os utilizam. Houve relatos nos Estados Unidos de alunos em escolas secundárias que vendiam Ritalin a seus colegas, mas essa história foi recentemente desmentida pelo jornal americano *Newsweek*. Contudo, os pais de crianças que estão tomando Ritalin devem ficar atentos e certificar-se de que estão controlando os estoques do medicamento bem como seu filho não o está passando para outros.

Meu filho precisa de acompanhamento enquanto está tomando drogas?

Normalmente não são necessários exames regulares de sangue enquanto seu filho está tomando Ritalin ou dexanfetamina. Isso é bom porque a maioria das crianças não gosta de fazer exames de sangue e considera o processo muito chato. Quando seu filho está doente, pode ser bom fazer um exame de sangue para verificar a função do fígado. Alguns médicos vão medir a pressão sanguínea nos primeiros meses de tratamento para verificar se ela não está elevada. Contudo, ele deverá consultar regularmente seu médico para ter certeza de que está tudo bem.

É necessário pesá-lo regularmente para certificar-se de que ele não está perdendo peso como resultado da diminuição de apetite provocada pela droga. Isso pode ser interrompido se ele estiver se alimentando bem e ganhando peso nos primeiros meses do tratamento.

Ben era uma criança hiperativa cuja mãe achava não ter outra opção a não ser dar-lhe medicamentos. "Ele foi um problema desde o primeiro dia. Ele era muito inquieto ainda no útero e como bebê, conseguia levantar a cabeça e parecia muito forte e ativo. Após seis semanas, ele estava de volta ao hospital porque não se alimentava e não estava ganhando peso. Ele chorava a noite inteira e nós ficamos exaustos.

No hospital fizeram exames para descobrir o que estava errado, suspeitando de cólicas ou outros problemas digestivos. Eles acharam que ele tinha uma grave alergia alimentar e tivemos de colocá-lo em uma dieta inacreditavelmente limitada. Ele não melhorou e finalmente as coisas ficaram tão difíceis que voltamos à dieta normal e, na verdade, ele não piorou nada.

Nós tentamos o serviço de aconselhamento familiar para nos ajudar a descobrir o problema, mas isso realmente não nos ajudou. Eles nos ofereceram um lugar no berçário do serviço social. Contudo, apesar de isso me dar um descanso, ele era muito bagunceiro. Nunca sentava quieto, era impossível treiná-lo para usar o banheiro e era muito difícil com as outras crianças. Então, ele foi para o berçário perto de casa, mas foi excluído porque disseram que ele era perigoso. Aos quatro anos ele começou a pré-escola e foi preciso chamar um psicólogo educacional porque ele era bastante exigente e difícil. Eles sugeriram estratégias como sistemas de recompensa para melhorar o comportamento de Ben, mas os problemas continuaram.

Quando Ben começou a freqüentar a escola era muito difícil lidar com ele. Ele causava muitos problemas – todos os dias, quando eu ia buscá-lo diziam que ele havia batido em alguém ou jogado alguma coisa. Ele também estava atrasado na aprendizagem e aos sete anos não conseguia ler. Não sentava quieto, pulava nas mesas e não se concentrava em nada. Tivemos quatro consultas com médicos que disseram que ele era brilhante, mas não chegaram a nenhuma conclusão. No final, procuramos um médico particular e, depois de Ben desmontar o seu consultório e o médico ter lido todos os relatórios, foi diagnosticado o DDAH.

Embora fôssemos contra medicamentos, tivemos de admitir que estávamos no limite das nossas forças e devíamos tentar. Começamos com o Ritalin e os resultados foram surpreendentes. Em seis semanas ele estava muito mais calmo e aprendeu a ler. A escola não estava oferecendo o apoio necessário e o colocamos em uma pequena escola particular com sete alunos em cada classe. Ele está indo muito bem, embora ainda existam alguns problemas de comportamento.

As drogas realmente têm efeitos colaterais. Ele não cresceu muito enquanto as tomava e, assim, é muito pequeno para a sua idade. Sugeriu-se que ele parasse de tomar as drogas nas férias, mas outros médicos não concordaram. Nós lhe damos o medicamento enquanto ele está na escola, mas deixamos de lhe dar à noite, embora isso seja bastante difícil para nós. Quando não está medicado, ele não brinca muito bem – é muito competitivo, não sabe compartilhar nem esperar sua vez e não interage bem. Com freqüência, não vai dormir até quinze para uma da madrugada.

Eu sei que isso é parcialmente herdado. Seu pai era igual, sempre foi desorganizado, mudava de um emprego para outro, rompia relacionamentos. Nós não tivemos mais filhos porque eu não conseguiria lidar com isso – não seria justo com as outras crianças e mais uma criança hiperativa acabaria comigo.

Eu não sei como será o futuro. O especialista quer que ele deixe de tomar o Ritalin aos onze anos de idade mas eu acho importante que ele obtenha uma boa educação, portanto vamos esperar e ver. Não estou dizendo que ele só é ruim, Ben possui qualidades maravilhosas e se ficasse sozinho conosco o dia inteiro e fosse estimulado o tempo todo seria a criança perfeita. Mas é impossível fazer isso 24 horas por dia."

Uso a longo prazo

Costumava-se pensar que embora o Ritalin fosse útil no curto prazo sua utilização a longo prazo não era recomendada, mas essa idéia está mudando. Há evidências de que o tratamento típico com Ritalin pode continuar por alguns anos.

Em alguns casos realmente parece que, a curto prazo, o medicamento pode interromper o círculo vicioso comportamental, permitindo à criança apresentar progressos na escola, fazer amizades, melhorar a auto-estima e seguir rotinas e hábitos melhores em casa. O medicamento pode ser interrompido após algum tempo, mas os bons efeitos ainda continuam. Em alguns casos, a droga parece tornar-se menos eficaz após seis meses e a criança parece desenvolver tolerância à droga. Em outros casos, os sintomas reaparecem assim que a criança deixa de tomar o medicamento, portanto ele é rapidamente reiniciado. As pesquisas a esse respeito não são conclusivas.

Alguns médicos argumentam que a utilização a longo prazo do Ritalin de fato não melhorou as perspectivas também a longo prazo para as crianças com DDAH. Agora essa parece ser uma visão bastante pessimista. Um estudo americano mostrou que o tratamento na infância estava associado na adolescência a pais que tinham mais consideração com os filhos, a um número menor de adolescentes dirigindo bêbados e a menos prisões por abuso de álcool e drogas. Outro estudo comparou dois grupos de adultos, um dos quais tomara Ritalin durante pelo menos três anos durante a infância, enquanto o outro grupo, que também tinha DDAH, não tomara o medicamento. Os adultos que tomaram Ritalin quando crianças receberam menos tratamento psiquiátrico, tiveram menos acidentes de carro e demonstravam mais independência e menos agressividade.

Obviamente há evidências claras para o fato de que o medicamento pode aumentar as chances na vida. Um menino de doze anos, ameaçado de expulsão, conseguiu permanecer na escola e terminar o curso médio, o que vai aumentar consideravelmente suas chances de conseguir um emprego. Outro, cujos pais estavam tão desesperados a ponto de pensar em internação, conseguiram continuar com ele em casa e criar um relacionamento bem mais positivo. Uma vez que as perspectivas para crianças internadas são muito tristes, há poucas dúvidas de que isso também melhoraria suas perspectivas.

Existem outras drogas?

Na hiperatividade severa, se o Ritalin ou a dexanfetamina não funcionaram, podem ser utilizadas outras drogas. Algumas vezes a ansiedade pode acompanhar o DDAH e piorar com drogas estimulantes, nesses casos pode ser utilizada uma droga chamada amitriptilina. Essa é uma droga antidepressiva que pode ter um bom efeito em algumas crianças com DDAH. Ela é utilizada duas vezes ao dia, em geral pela manhã e à noite, e o efeito máximo é observado após duas semanas. Com freqüência, ela deixa a criança mais sonolenta nos primeiros dias após o início do tratamento. A dosagem para o DDAH é menor do que a utilizada no tratamento da depressão e em geral começa com 5-10 miligramas diárias. Ela é retida no corpo durante uma semana após a interrupção do tratamento.

As crianças com DDAH que são agressivas podem tomar drogas como a clonidina ou o betabloqueador propanolol, que diminuem a pressão sanguínea e também têm sido utilizadas em crianças para evitar enxaquecas. Em certas ocasiões alguns médicos podem utilizar uma droga tranqüilizante ou antipsicótica chamada Risperidona que muito raramente tem efeitos colaterais em baixa dosagem (0,5-1 miligrama diária). Contudo, essas são drogas fortes e a maioria dos pais deve conhecer todos os possíveis efeitos colaterais e considerar todas as opções com muito cuidado antes de recorrer a elas.

Culpa com relação ao medicamento

Muitos pais com filhos hiperativos sentem culpa com relação à necessidade de lhe dar medicamentos. Eles se preocupam com os efeitos colaterais das drogas e, por isso, muitos tentam dar a menor quantidade possível de medicamentos. Outras pessoas também podem não compreender por que você dá drogas para um problema comportamental, embora reconheçam a necessidade de dar drogas para problemas como diabete.

> Kim diz que a princípio eles costumavam dar Ritalin para ajudar o filho na escola, mas suspendiam o medicamento à noite e nos fins de semana. "O problema era que isso tornava a vida familiar um inferno. Inicialmente ele parecia ter o efeito 'ricochete' com o Ritalin e se comportava ainda pior quando o efeito passava; ele ficava agressivo e violento. De vez em quando tirávamos 'férias' do Ritalin no fim de semana para verificar se ele ainda era necessário. A última vez que fizemos isso só conseguimos chegar até a tarde de sábado, quando a família inteira estava implorando para que ele tomasse o medicamento."

Muitas pessoas não acreditam que o medicamento é adequado para crianças com DDAH. Com freqüência são pessoas que não precisam conviver diariamente com uma criança hiperativa. Elas afirmam que as crianças hiperativas não obtêm aquilo de que precisam por culpa da sociedade, bem como não deveriam ser drogadas para se adequar a uma cultura que não reconhece as suas forças. Entretanto, é impossível um grupo de pais fazer a sociedade mudar para se adaptar a seu filho. Se seu filho é infeliz, vai mal na escola e prejudica os outros membros da família, o medicamento pode ser a melhor opção, pelo menos no curto prazo.

Terapia comportamental

As drogas para o DDAH em geral são prescritas em associação com a terapia comportamental e cognitiva. Há muitas opiniões diferentes em relação à sua eficácia: alguns médicos acreditam que uma criança vai melhorar apenas com medicamentos; outros consideram o medicamento uma medida de curto prazo para acalmar a criança o suficiente enquanto a terapia comportamental está sendo usada. Alguns estudos provaram de modo convincente que a terapia comportamental pode provocar mudanças muito importantes no comportamento, mesmo quando o problema não respondeu a outros tratamentos.

A terapia comportamental baseia-se em um sistema de recompensas e punições adequadas como "dar um tempo" por mau comportamento, no qual o comportamento desejado é elogiado e recompensado e o comportamento indesejado é ignorado ou repreendido. O importante é a constância. Descobriu-se que a razão da recompensa para o castigo em uma criança com DDAH é de cerca de 8:1. Isso significa que, se uma criança é ignorada ou punida oito vezes por determinado comportamento mas é recompensada uma vez, o comportamento vai persistir. Por exemplo, se durante oito dias você é rígido no que se refere à hora de dormir, mas no nono dia desiste e deixa seu filho ficar acordado até tarde, talvez porque seja sábado e você tenha visitas, você continuará tendo problemas com o horário de ir para a cama.

Terapia cognitiva

A terapia cognitiva é um tipo de terapia que age nos processos de pensamento consciente em vez de se aprofundar no inconsciente. Nisso ela é muito diferente da psicanálise ou de outros tipos de psicoterapia que lidam com a mente inconsciente e com problemas profundamente enraizados que remontam ao início da infância. A terapia cognitiva começa onde a pessoa se encontra agora e lida com problemas no nível consciente. Em geral ela dura apenas um curto período de tempo, ao contrário da psicanálise ou da psicoterapia que duram mais tempo. Do mesmo modo que a terapia comportamental, os especialistas discordam quanto à sua eficácia no tratamento do DDAH.

Terapia familiar

Muitos psiquiatras, trabalhando com crianças problemáticas, começaram a perceber que muitos problemas envolvem toda a família e não apenas a criança. A terapia familiar inclui os pais, a criança e algumas vezes os outros irmãos e pode ser útil quando uma criança com DDAH é apenas parte do problema. Existem ligações claras entre conflitos conjugais, abuso de álcool, depressão e problemas comportamentais infantis em famílias com crianças hiperativas. Ter um filho hiperativo pode prejudicar toda a família e os relacionamentos entre os outros membros, que podem discordar com relação à forma de lidar com ele. Nessas circunstâncias, toda a família pode se beneficiar da oportunidade de falar com um terapeuta sobre todas as questões envolvidas.

Programas de treinamento para pais

Os programas de treinamento para pais têm sido realizados nos Estados Unidos com algum grau de sucesso. Eles visam proporcionar aos pais as habilidades necessárias para lidar com o filho hiperativo e demonstraram melhorar essas habilidades, aumentar a confiança dos pais e diminuir o estresse na família.

Psicoterapia

Há um grande número de diferentes escolas de psicoterapia, mas todas se baseiam no relacionamento entre a criança e o terapeuta. Grande parte do aconselhamento deriva da teoria psicanalítica, no entanto ela é menos complexa, mais voltada a um objetivo específico e de menor duração.

Nem sempre é possível oferecer definições sólidas e rápidas para a diferença entre um conselheiro e um psicoterapeuta, embora este em geral tenha recebido um treinamento mais profundo e espere trabalhar com um cliente durante um período mais longo. Há também os psiquiatras – médicos com especialidade em psiquiatria – e psicólogos, que não têm formação em medicina, mas com diploma de psicologia e que podem se especializar em psicologia educacional, clínica ou acadêmica. Há também os behavioristas. Todos eles, conselheiros, psicoterapeutas e analistas, devem ter passado por um treinamento intensivo e ter qualificações adequadas.

Uma vez que o DDAH provavelmente possui uma base genética, a psicoterapia pode não ser útil em um estágio inicial. Contudo, à medida que a criança com DDAH entra na adolescência e na vida adulta, ela pode se beneficiar da psicoterapia para lidar com outros problemas que possam ter surgido em sua vida, parcialmente como resultado do DDAH. Não há dúvida de que alguns tipos de terapia ou aconselhamento podem ser muito benéficos para crianças mais velhas e adolescentes.

A psicoterapia não é normalmente aconselhável a crianças pequenas porque elas não podem realmente concordar com o tratamento e talvez não compreendam as implicações daquilo que está acontecendo, e a psicoterapia só pode ajudar quando o cliente concorda com ela e deseja participar. As crianças que são obrigadas a

HIPERATIVIDADE   83

fazer psicoterapia podem ressentir-se amargamente e isso pode ser prejudicial a elas.

Em alguns casos a psicoterapia e o aconselhamento para famílias com uma criança hiperativa podem ser muito benéficos. Embora a hiperatividade possa ter uma causa física, também é verdade que em muitas famílias uma criança – ou um adulto – passa a ser considerada "o problema", sofrendo a culpa de todos os problemas da família. É muito raro uma criança ser responsável por todos os problemas em qualquer família! O aconselhamento e a terapia podem ser muito úteis para descobrir o que realmente está acontecendo.

Algumas vezes os pais podem precisar de aconselhamento se a tensão provocada pelo filho hiperativo está causando problemas em seu relacionamento ou os problemas em seu relacionamento estão causando tensão à criança. Existem muitos tratamentos à disposição para ajudar os adultos que sofrem de estresse e que podem repercutir na criança. Esses tratamentos incluem uma série de terapias relacionadas no Capítulo 4, bem como ioga, tanques de flutuação e visualização.

4

Tratamentos alternativos

É claro que no caso de crianças com hiperatividade a medicina convencional pode oferecer apenas drogas poderosas que talvez não proporcionem benefícios a longo prazo e podem ter efeitos colaterais prejudiciais. Muitos pais desejam evitar esses possíveis efeitos colaterais de curto e longo prazo e farão o possível para evitar que seu filho tome esses medicamentos. Se a terapia comportamental e cognitiva não funcionou e os pais desejam evitar o uso de drogas, as chamadas terapias "alternativas" ou "complementares" têm muito a oferecer. Cada vez mais os médicos estão percebendo que as terapias alternativas podem ajudar onde eles não conseguem e, com freqüência, vão apoiar ou até mesmo sugerir tratamentos alternativos.

Uma vez que o papel da mente é tão importante no tratamento de doenças, é difícil ter certeza dos benefícios de muitas terapias alternativas. A maior parte delas é "holística" – isto é, envolve a mente e as emoções, a personalidade e o temperamento do paciente, bem como o corpo. Foi demonstrado que os placebos – tabletes ou injeções que o paciente acredita conterem uma droga mas na verdade não contêm – podem ser muito eficazes no alívio de dores, porque o paciente acredita que dará certo e relaxa. O progresso da medicina tem-se baseado na idéia do experimento duplo-cego, no qual nem o médico nem o paciente sabem se o paciente está recebendo a droga ativa ou um placebo. Se o paciente pensa que está recebendo uma droga, tem maior probabilidade de responder e, se o médico acredita que está prescrevendo uma cura, de algum modo o paciente percebe isso e também responde melhor.

O contato e a solidariedade humana assim como cuidar de si mesmo também são muito poderosos no alívio de sintomas e dores. Isso é particularmente verdadeiro com crianças muito novas. A maioria dos pais instintivamente dará um beijo no local onde uma criança se cortou ou se machucou, e um beijo, um abraço ou um afago com freqüência fazem a dor melhorar. O simples processo de dar alguma coisa a seu filho ou afagar sua cabeça pode fazer uma grande diferença para torná-lo capaz de tolerar a dor e o desconforto. A preocupação e o interesse de um terapeuta alternativo, com os medicamentos específicos, podem ter um efeito bastante significativo nos sintomas do seu filho. Igualmente, os cuidados com a dieta e o estilo de vida da criança e a ajuda aos pais para que eles sejam mais constantes em suas atitudes podem ter enormes benefícios para lidar com a criança hiperativa.

Muitos dos tratamentos relacionados a seguir têm sido utilizados com crianças hiperativas e apresentam efeitos benéficos. Contudo, é fundamental que qualquer pessoa buscando tratamentos alternativos para o filho hiperativo procure um profissional qualificado e experiente.

Os praticantes de terapias alternativas, particularmente os acupunturistas ou homeopatas, passam muito tempo conversando com você e com seu filho, ouvindo e vendo seu filho como uma pessoa inteira, em vez de se concentrar apenas em seus sintomas. Por exemplo, um homeopata experiente em geral dedica uma hora e meia à primeira consulta.

Uma mãe descobriu que consultar uma homeopata foi um grande avanço. "Quando fui consultar a homeopata ficamos uma hora e meia conversando sobre a dieta do meu filho, sua saúde em geral, nosso relacionamento, nosso estilo de vida. Ela foi maravilhosamente solidária e pela primeira vez alguém parecia compreender o que eu estava passando. Ela fez muitas sugestões que realmente ajudaram, especialmente com relação à dieta – ele era muito agitado e nunca ficava sentado à mesa o tempo suficiente para terminar uma refeição – e seus problemas de sono. Eu saí de lá sentindo que alguma coisa poderia ser feita e que nós não teríamos apenas de sofrer para sempre."

Acupuntura

O termo "acupuntura" significa "perfurar com agulha" e é parte de um antigo sistema da medicina chinesa. A acupuntura baseia-se no princípio de que a saúde depende do equilíbrio e do fluxo de energia do corpo. A moxabustão, queima de ervas para estimular a energia corporal, com freqüência é utilizada juntamente com a acupuntura; esta se baseia na idéia de que o Qi (pronuncia-se "chi"), a energia vital do corpo, flui por determinados canais, ou meridianos, criando uma rede em todo o corpo e ligando todas as suas partes. Há doze canais principais do Qi, cada um ligado a um órgão interno do qual recebe o nome. Quando uma pessoa está saudável o Qi flui suavemente pelos canais. Contudo, se por algum motivo o fluxo é bloqueado ou torna-se muito fraco, surge a doença. O acupunturista visa corrigir o fluxo de Qi inserindo finas agulhas em determinados pontos dos canais. O tratamento dura cerca de 20 minutos e não deve causar dor, apenas uma sensação de formigamento. Como a maior parte das crianças tem medo de agulhas, até os sete anos de idade, em geral são utilizadas a massagem, pancadinhas leves ou pressão com um bastão redondo. A acupressão também pode ser uma boa alternativa para crianças que têm medo de agulha.

As agulhas utilizadas na acupuntura são extremamente finas e feitas de aço inoxidável. A maioria dos acupunturistas tratando crianças utilizará apenas as agulhas mais finas, mantendo-as no local apenas por alguns segundos.

O profissional utiliza uma série de pistas para formar um diagnóstico e decidir sobre o tratamento. Ele precisa conhecer bem o estilo de vida do paciente, o histórico médico, a personalidade, o trabalho, e assim por diante, antes de fazer um diagnóstico. Observa também a maneira como o paciente anda e senta, sua expressão facial, examina a língua, escuta o som da voz, observa a respiração, utiliza o toque – especialmente em áreas do corpo que podem estar doloridas – e mede a pulsação.

A acupuntura pode ser utilizada como medicina preventiva, corrigindo a energia antes do surgimento de alguma doença grave, podendo também reverter doenças ao recuperar o Qi. De acordo com esse sistema de medicina, a hiperatividade, como outros sintomas, é provocada por um bloqueio dos canais, de forma que a energia não flui adequadamente. Nem todos reagem à acupuntura, assim como nem todos podem ser curados pela medicina convencional. Mas, como muitos vão testemunhar, ela pode ser bastante eficaz.

Pesquisas extensas realizadas na China mostraram que a acupuntura é altamente eficaz, sendo tão utilizada quanto a medicina tradicional e moderna. Em países ocidentais, essas consistentes pesquisas convenceram muitas pessoas de que ela realmente funciona e, algumas vezes, é utilizada para anestesia e alívio da dor em hospitais do Ocidente.

Acupressão

Semelhante à acupuntura, a acupressão utiliza as mãos, e algumas vezes os cotovelos ou pés, em lugar das agulhas. O shiatsu ou pressão com os dedos é a forma japonesa que pressiona os meridianos com movimentos rápidos e curtos.

Técnica de Alexander

A Técnica de Alexander utiliza a respiração e a postura para corrigir e liberar as tensões corporais que possam ter passado despercebidas. A postura incorreta provoca muitas doenças comuns como dores nas costas, dores de cabeça, enxaquecas e insônia. A postura incorreta também pode provocar desconforto físico, o que pode deixar as crianças constantemente irrequietas. Mesmo elas são afetadas pelo estresse da vida moderna e desenvolvem tensões excessivas no corpo e isso pode torná-las hiperativas. A Técnica de Alexander utiliza relaxamento e exercícios para livrar o corpo de tensões que podem prejudicá-lo e pode ser muito útil para ensinar crianças tensas e hiperativas a relaxar.

Aromaterapia

A aromaterapia foi descrita como a arte e a ciência de utilizar óleos essenciais de plantas como tratamento. É uma terapia holística, que leva em consideração a mente, o corpo e o espírito da pessoa. Os óleos de plantas têm sido utilizados na medicina há milhares de anos e, naturalmente, os extratos de óleos das plantas são utilizados na medicina moderna. Recentemente, a aromaterapia adquiriu enorme popularidade.

Os óleos essenciais são absorvidos muito rapidamente pela pele, provocando efeitos terapêuticos. Os óleos são utilizados em massagens, banhos e compressas ou preparações colocadas sobre a pele. As essências devem ser diluídas em um óleo transportador como o azeite de oliva puro, mel de abelhas ou outras bases cremosas. Certa quantidade do óleo essencial também é inalada e o aroma tem um efeito sobre a mente e, portanto, sobre o corpo. Parte do óleo também é absorvida diretamente e com rapidez pela corrente sanguínea por intermédio dos pulmões. O efeito dos óleos associados a uma massagem relaxante, um banho de imersão e o contato com o terapeuta combinam-se para proporcionar um efeito bastante benéfico.

O sentido do olfato é muito mais sensível nas crianças do que nos adultos. Elas também parecem reagir mais rapidamente à medicina natural com óleos essenciais. As crianças devem utilizar quantidades bem menores de óleo do que os adultos e os óleos devem ser sempre muito bem diluídos para evitar qualquer risco de a criança colocar gotas de óleo puro nos olhos ou na boca. Elas têm uma pele delicada que pode ficar irritada com concentrações muito fortes.

A melhor maneira de começar com a aromaterapia é visitar um profissional habilidoso que lhe dirá qual o melhor tratamento para seu filho. Contudo, você pode usar a aromaterapia em casa. Precisa comprar os óleos essenciais – eles não podem ser usados puros, mas podem ser diluídos em 10-20 mililitros (metade de uma colher de sopa cheia) de leite integral, ou leite de cabra se seu filho é alérgico a leite de vaca. Eles podem então ser colocados na água do banho, esfregados na pele ou acrescentados à água quente e inalados.

O banho com óleos essenciais pode ser uma experiência maravilhosa e aliviar a tensão e o estresse. Os óleos essenciais adequados devem ser acrescentados (em geral 1 a 3 gotas para uma criança) à água morna. Como eles não se misturam bem com a água, deve-se agitar vigorosamente a água do banho para diluí-los. A criança deve permanecer na água durante 10 minutos antes de ser lavada da maneira habitual. Outra boa maneira de diluir óleos no banho é usando mel; uma colher de sobremesa de mel é um ótimo diluente para o óleo. (Note que o mel é proibido na dieta de Feingold.) Novamente, você precisa misturar bem.

Uma massagem com óleos essenciais é bastante eficaz para relaxar seu filho e ajudá-lo a dormir. As crianças habitualmente não têm nenhuma das inibições demonstradas pelos adultos com relação a serem tocadas, portanto elas são muito abertas e receptivas à massagem.

Para os bebês que sofrem de cólicas, falta de sono e hiperatividade, uma massagem com óleo pode fazer maravilhas. Um óleo aromático para bebês pode ser feito com 100 mililitros (5 colheres de sopa) de óleo de amêndoa, acrescentando duas gotas de camomila, rosa, nérole ou lavanda. Para cólicas, acrescente tangerina. A maneira mais segura de massagear seu bebê é sentar no chão com as pernas esticadas, colocar uma toalha no colo e o bebê sobre ela. Deite o bebê de costas e comece nos tornozelos, massageando os pés com uma pequena quantidade de óleo e subindo pelas pernas. Deslize para baixo e para cima pelas pernas e massageie as solas dos pés com movimentos circulares. Então, lentamente deslize as mãos pelas pernas, subindo até chegar ao abdome e massageie no sentido horário com a palma da mão. Depois, massageie os ombros com movimentos circulares e deslize pelos braços. Se ele está feliz, vire-o e massageie a parte de trás das pernas e a coluna. Não massageie as mãos do bebê porque ele poderia esfregar o óleo nos olhos. Converse e cante para seu bebê enquanto o massageia e limite a massagem a mais ou menos 10 minutos ou ele ficará entediado.

Para uma criança mais velha ou que está começando a andar, tente um banho morno com camomila.

As inalações não são seguras para crianças com menos de dez anos de idade, porque elas podem se queimar. Você pode utilizar um vaporizador, um lenço ou um difusor especial vendido em lojas de alimentos naturais ou de departamentos.

Biofeedback

Descobriu-se que a técnica do *biofeedback* pode ser muito benéfica no tratamento da hiperatividade. O *biofeedback* utiliza monitores que ajudam a medir os processos corporais como freqüência cardíaca, tensão muscular, e assim por diante. Com essas informações é possível gradativamente controlar esses processos e aprender a relaxar o corpo.

Os monitores podem ser ligados à testa, ao pescoço, aos ombros ou às áreas de tensão e mostrarão o grau de tensão por meio de uma representação visual ou sonora. O *biofeedback* térmico pode dar informações sobre o fluxo sanguíneo, ajudando as pessoas a adquirir o controle sobre o próprio fluxo sanguíneo, fazendo-as relaxar.

O *biofeedback* é obviamente uma técnica difícil para as crianças pequenas aprenderem. Contudo, com crianças maiores e adolescentes, ele pode ser muito útil.

Bioquímica dos sais tissulares

A bioquímica é um sistema de medicina criado no século XIX por um médico alemão chamado Schuessler. Ele afirmava que a harmonia interna poderia ser atingida pela homeostase – um equilíbrio entre o fluido corporal e os níveis ácido-básicos. Esse equilíbrio é facilmente perturbado pelas diferenças nos níveis de minerais e elementos vestigiais, e pequenas quantidades desses sais podem ser tomadas para corrigir o equilíbrio. Os sais são seguros e fáceis de tomar e não interagem com drogas convencionais.

Biorressonância

A biorressonância também é conhecida como terapia da ressonância Bicom, nome da máquina utilizada nesse processo. A Bicom é um computador especializado que envia pequenas correntes elétricas ao redor do corpo e sintoniza as freqüências eletromagnéticas emitidas por toda célula. Algumas estão em harmonia, outras não. Amostras de possíveis alérgenos também podem ser colocadas no paciente ou na máquina e o meridiano da alergia é monitorado para verificar oscilações. Isso localiza o alérgeno e o grau de sensibilidade a ele. A teoria é a de que a Bicom inverte as ondas em desarmonia, amplifica aquelas em harmonia, refletindo-as de volta ao corpo, dessa forma equilibrando-o novamente.

O teste dura apenas alguns minutos e seu filho não precisa ficar assustado com todos os fios que são presos aos punhos e tornozelos com velcro. A biorressonância pode ser muito útil para localizar alergias e intolerâncias, bem como no diagnóstico e tratamento do DDAH.

Quiroprática

Essa técnica funciona baseada no princípio da busca de mal alinhamento nos ossos do pescoço para depois corrigi-lo. O quiroprático diagnostica, trata e previne distúrbios mecânicos das articulações utilizando as mãos para manipular as articulações e os músculos e diminuir a dor. A tensão, o estresse e o mal alinhamento dos ossos do pescoço podem diminuir o suprimento de sangue para o cérebro e dificultar a concentração de uma criança, provocando os sintomas de hiperatividade e distúrbio de déficit de atenção.

Os raios X algumas vezes são utilizados para ajudar a diagnosticar problemas. O exame inicial pode durar de 20 a 45 minutos, com visitas de acompanhamento de 10 a 20 minutos.

Quando uma articulação está fora de lugar ela pode ser corrigida por um movimento extremamente leve, porém rápido. Com freqüência, o paciente ouve um "clique" quando isso acontece. O efeito em geral é absolutamente positivo e não deve haver nenhum efeito colateral.

Existem diferentes formas de quiroprática. Daniel David Palmer criou a quiroprática e seu primeiro tratamento bem-sucedido ocorreu em Iowa, em 1895. Há também uma escola mais recente fundada em 1972 na Inglaterra por John McTimoney que utiliza uma técnica chamada ajustamento *toggle recoil*. Esse tratamento é ideal para crianças.

Cromoterapia

As pesquisas têm demonstrado cada vez mais como reagimos à cor e como ela pode ter propriedades curativas. As crianças novas reagem bem à cor – se você dá a uma criança doente tintas ou lápis coloridos ou pedaços de papel colorido, ela escolherá a cor certa para sua cura. O azul é a cor calmante que seria mais benéfica para a criança hiperativa. Tente criar um espaço tranqüilo em seu quarto e evite cores muito estimulantes, talvez pintando as paredes de azul. Muitos pais descobriram que um ambiente tranqüilo e organizado ajuda muito para acalmar seu filho.

Florais

As flores têm sido utilizadas há milhares de anos por suas propriedades curativas em um grande número de diferentes culturas, incluindo os aborígenes australianos, os antigos egípcios, os minoanos de Creta e os índios americanos. Nos anos 1930, o doutor Edward Bach redescobriu a cura pelas flores e em meados da década de 1970 Richard Katz fundou o Flower Essence Society na Califórnia, inspirando muitas pessoas a pesquisar as propriedades curativas da sua flora local.

Os florais mais populares atualmente são aqueles desenvolvidos pelo doutor Bach, que clinicava no University College Hospital em Londres, no início do século passado. Ele acreditava que os problemas emocionais e psicológicos estavam na raiz de muitas doenças e criticava os tratamentos médicos que consideravam apenas os sintomas e não a pessoa como um todo. Influenciado pela homeopatia, ele desenvolveu 38 remédios de flores silvestres. Cada um deles trata determinado estado emocional ou aspecto da personalidade. Os remédios com maior probabilidade de beneficiar as crianças com hiperatividade incluem o *impatiens* – para aqueles que tendem à impaciência e irritação com a lentidão. O *larch* também pode ser necessário para aqueles que, como resultado do DDAH, não têm confiança em suas habilidades, não acreditam em si mesmos e têm medo do fracasso, portanto não tentam. O doutor Bach reconhecia que a preocupação e o medo diminuem a resistência do corpo, fazendo a pessoa se sentir cansada, o que a torna mais suscetível a doenças. A preocupação, a apreensão e a irritabilidade provocadas pela doença também atrasam a recuperação da saúde e a convalescência.

O doutor Bach fazia seus florais colocando flores recém-colhidas em uma tigela de vidro cheia de água pura da fonte, à luz do sol, durante três horas. Ele acreditava que a essência floral ou energia era transferida para a água, que então era estabilizada por meio de uma mistura com igual volume de conhaque. Outras essências florais são feitas sem cortar as flores. Na Alemanha, por exemplo,

HIPERATIVIDADE 95

Andreas Korte utiliza a metade limpa de um quartzo cheia de água da fonte, que é colocada no campo de flores sob o sol, durante determinado período de tempo para captar sua energia.

As essências florais são adequadas para bebês e crianças pequenas porque são muito suaves e não têm efeitos colaterais prejudiciais. É importante iniciar o hábito de tomar um floral com freqüência, em geral duas ou três gotas pela manhã e duas ou três gotas na hora de dormir, para obter todos os seus benefícios. A maneira tradicional de tomar essências florais é pingando-as na língua ou acrescentando-as em suco de frutas diluído ou à água. As essências florais também podem ser úteis quando esfregadas sobre a pele. Você também pode acrescentar essências florais no banho do seu filho.

Fitoterapia

A fitoterapia é a mais antiga forma de medicina conhecida. Ela ainda é utilizada por grande parte da população mundial e, na verdade, muitas drogas modernas e poderosas são derivadas de plantas, como a *digitalis*, para doenças cardíacas, proveniente da dedaleira, a atropina proveniente da erva-moura, a aspirina que é encontrada na casca do salgueiro, a morfina que vem das papoulas e o quinino proveniente da árvore da cinchona.

Enquanto a medicina convencional se baseia na extração e na purificação de um ingrediente ativo, a fitoterapia utiliza a planta inteira com uma mistura de diferentes ingredientes. Os remédios de ervas podem ser mastigados, engolidos, aplicados sobre a pele, colocados na água do banho ou inalados. Os modernos fitoterapeutas com freqüência prescrevem ervas na forma líquida concentrada, mas alguns utilizam elixires, licores, chás, pílulas, ungüentos, aditivos para o banho ou cataplasmas. Você também pode plantar e preparar as próprias ervas, mas como algumas plantas podem ser venenosas é necessário sempre consultar um especialista em ervas, principalmente antes de dá-las a crianças pequenas. Os remédios de ervas de diferentes países podem variar, sobretudo porque as ervas disponíveis são diferentes de uma região para outra.

A maior parte dos fitoterapeutas adverte que algumas vezes os sintomas pioram no início, havendo depois uma melhora marcante. Isso é normal e não deve causar ansiedade. Uma variedade de remédios de ervas pode ser utilizada para a hiperatividade. O trevo-dos-prados é recomendado como relaxante para os nervos. A verbena pode ser utilizada para o estresse, assim como tônicos amargos suaves como o dente-de-leão ou a cantáurea. A alface-brava – *lactuca virosa* – é um remédio valioso para insônia, inquietação e excitabilidade, especialmente em crianças. Outros remédios incluem camomila, chagas, rizoma, rudbéquia, jacarandá, ipoméia, petúnia e cana amarela. Todos eles podem ser preparados por meio de infusão, despejando-se uma xícara de água fervente em 1-2 colheres de chá cheias da erva seca e deixando em infusão por 10 a 15 minutos. A aveia, que também é calmante para os nervos, pode ser ingerida na forma de mingau ou papa ou como extrato fluido.

Medicina chinesa à base de ervas

A medicina chinesa à base de ervas é parte de um sofisticado sistema utilizado desde épocas antigas. As ervas, os minerais e alguns produtos animais são usados no tratamento de uma ampla variedade de doenças. O tratamento visa devolver a harmonia às funções corporais, o que normalmente significa que diversos componentes são administrados simultaneamente. Diferentemente dos fitoterapeutas ocidentais, que têm à sua disposição uma quantidade limitada de ervas, a medicina oriental pode recorrer a uma variedade de 4 mil ervas que são misturadas em diversas fórmulas complexas. Uma quantidade limitada desses componentes está disponível em pílulas, tabletes, grânulos, pó ou líquido, mas a maioria é prescrita como materiais secos que são misturados para atender às necessidades de cada paciente. Como cada paciente é diferente, a mistura de ervas vai variar de pessoa para pessoa. Em geral, o tratamento é preparado pela fervura das ervas e outros materiais secos com água durante determinado período de tempo, pela retirada do líquido e pelo esfriamento, para fazer uma decocção.

O profissional da medicina chinesa à base de ervas buscará um "padrão de desarmonia", que mostrará se o fluxo de energia de uma pessoa (ch'i, ou respiração) está bloqueado ou foi interrompido. Esses padrões são reconhecidos por uma combinação de sintomas, estados mentais, comportamento não-verbal, sinais fisiológicos e pelo exame da língua e do pulso. O conceito de yin e yang, que significa Sol e Lua, masculino e feminino, luz e escuridão está envolvido, uma vez que com freqüência esses dois estados encontram-se fora de harmonia, com predominância de um deles. Os sintomas do excesso de yang tornam a pessoa quente, inquieta, seca, rápida, voltada para o exterior, com insônia, membros e corpo quentes, voz alta, gritando muito (soa familiar?), enquanto o excesso de yin torna a pessoa fria, quieta, úmida, lenta, voltada para o interior, sonolenta/letárgica, com membros e corpo frios, voz fraca/não gosta de falar.

As crianças são perfeitas para o tratamento com medicina chinesa com ervas. Dependendo da sua idade, o profissional fará perguntas aos pais ou à criança a respeito dos sintomas e observará a criança de perto durante toda a consulta.

Homeopatia

A homeopatia é a mais conhecida das medicinas alternativas e está ganhando popularidade. A desconfiança relacionada às drogas poderosas, que têm efeitos colaterais e podem prejudicar o corpo, bem como o desejo de ser tratado como uma pessoa inteira e não apenas como um corpo físico com sintomas específicos são dois motivos que cada vez mais levam as pessoas a procurar a homeopatia. Além disso, ela obteve reconhecimento médico e tem sido objeto de diversos experimentos clínicos.

A homeopatia é um sistema de tratamento médico cujo princípio é "igual cura igual". Ela foi desenvolvida como uma ciência pelo médico alemão Hahnemann, que observou que o quinino, que produz os mesmos sintomas da malária, também poderia ser usado para curá-la. Os sintomas de uma doença com freqüência mostram como o corpo está tentando curar a si mesmo – o catarro é usado para eliminar organismos estranhos do trato respiratório, a descarga vaginal para eliminar organismos estranhos do trato reprodutivo, e assim por diante. A homeopatia baseia-se na observação de que as substâncias que provocam determinados sintomas também podem ser usadas para curá-los. Entretanto, utilizadas em doses convencionais, muitas dessas substâncias podem ser tóxicas e extremamente prejudiciais, entretanto, na homeopatia elas são diluídas para torná-las seguras. Os remédios são diluídos por etapas em uma solução de álcool e água e agitados vigorosamente, de forma mecânica, a intervalos, em um processo conhecido como "potencialização".

A potência de um remédio homeopático está relacionada à extensão e ao número de vezes que o extrato original foi diluído durante a preparação. Por exemplo, a arnica 6c foi preparada pelo acréscimo de uma gota do extrato alcoólico original a 99 gotas de uma solução de água e álcool e agitada vigorosamente. Uma gota dessa preparação é acrescentada a outras 99 gotas, e assim por diante, seis vezes. Quanto mais elevado o grau de diluição, maior a potência.

A maioria dos remédios vendidos sem prescrição têm uma potência de 6c, adequada para ser utilizada por um iniciante. As potências mais elevadas, 12c e 30c, devem ser prescritas somente por um homeopata qualificado.

Aqueles que criticam a homeopatia afirmam que em algumas preparações a substância original terá sido tão diluída que nem mesmo uma de suas moléculas estará contida na solução, portanto, é impossível que tenha algum efeito. Contudo, os homeopatas acreditam que durante a potencialização as propriedades da substância sendo diluída são de algum modo impressas nas moléculas da solução. Não há explicação científica convencional sobre como isso poderia acontecer, mas existem outras coisas que a ciência moderna não consegue explicar.

Para tentar provar se a homeopatia é ou não eficaz foram realizados alguns estudos científicos, mas como a mente é tão poderosa para influenciar a doença isso é bem difícil. Muitas pessoas acreditam, por experiência e observação, que a homeopatia não funciona. Ela certamente não tem conseqüências prejudiciais, portanto vale a pena experimentar, mesmo que você seja cético.

Como a homeopatia é holística, o histórico médico do paciente, o estilo de vida, o temperamento e os sentimentos serão levados em consideração. Por isso, não existe um remédio que seja bom para todos: ele deve ser adequado à pessoa. Além disso, a forma particular dos sintomas também afetará a prescrição. Como as pessoas são diferentes e o homeopata está apto a adequar o remédio a cada pessoa, você deve sempre consultar um profissional se os sintomas do seu filho são graves. Como a hiperatividade é considerada pelos homeopatas um distúrbio profundamente enraizado, sempre é recomendável procurar um profissional em lugar de tentar tratar sozinho seu filho, utilizando remédios comprados em farmácias e lojas especializadas.

Os pacientes que recorrem à homeopatia com freqüência são avisados de que antes de melhorar os sintomas podem piorar e, muitas vezes, observa-se uma crise de cura. Se os sintomas realmente se tornarem graves, procure obter orientação.

Embora cada criança e cada caso seja diferente e duas pessoas com a mesma condição necessariamente não receberão o mesmo tratamento, há alguns remédios comuns que são utilizados na hiperatividade. O Stram. (estramônio) é um remédio muito útil. A *nux vomica* (noz vômica) pode ser usada, ou o Hep-s. (*Hepar sulphuris calcareum*, de sulfeto de cálcio). Chin. (*China officianalis*) é bom para desobediência e Lyc. (licopódio) para má concentração.

Os remédios homeopáticos em geral são oferecidos como tabletes macios que se dissolvem com rapidez e facilidade sob a língua. No caso de bebês eles também podem ser facilmente triturados, embora possam do mesmo modo ser oferecidos como tabletes duros, pó, glóbulos, cápsulas ou suspensão líquida. É melhor não comer ou beber, a não ser água, por 20 minutos antes e depois de tomar o remédio, bem como evitar bebidas muito temperadas ou pasta de dentes, que podem interferir no remédio.

Jane e seu marido Philip têm duas filhas, Alice, de sete anos, e Emily, de quatro. Alice era uma criança tranqüila e o casal ficou assustado quando descobriu que a segunda filha era um bebê tenso, agitado, chorão; quando ela começou a andar, não dormia e estava constantemente em atividade.

"Ela tinha terríveis acessos de raiva e costumava atirar as coisas longe. Alice ficava realmente aborrecida porque Emily a atacava, destruía deliberadamente seus brinquedos e estragava todos os seus jogos. Nossas noites eram terríveis e ela acordava três ou quatro vezes, e gritava até nós a levarmos para nossa cama, e então ela se virava a noite inteira, atirava as cobertas e nos mantinha todos acordados.

Nós fomos a uma clínica de sono e isso ajudou um pouco a melhorar nossas noites e também eliminamos todos os aditivos, refrigerantes com gás e doces. Então um amigo nos sugeriu um homeopata. Eu estava muito cética quando fomos consultá-lo, mas fiquei surpresa com o tempo que ele passou conosco e com a maneira como suas perguntas revelavam tanto *insight*.

O homeopata prescreveu *nux vomica* e iniciamos o tratamento imediatamente. A rapidez com que seu comportamento melhorou foi impressionante e grande parte do ciúme e dos violentos acessos de raiva desapareceu."

Hipnoterapia

A hipnoterapia evoca imediatamente a imagem de um homem de terno preto balançando um relógio diante de nossos olhos, levando-nos a fazer coisas que normalmente não faríamos. Nada poderia estar mais longe da verdade. Na realidade, a hipnose é um estado natural que todos experimentamos, e ao qual se chama cochilar ou sonhar acordado. Não é estar adormecido ou inconsciente. A hipnose é auto-induzida e qualquer pessoa pode fazer isso. Em geral ela é experienciada como uma sensação agradável, de relaxamento, mas também é possível sentir-se alerta e cheio de energia. Surpreendentemente, a habilidade de hipnotizar a si mesmo pode ser aprendida em uma única sessão, embora seja necessária prática para atingir um estado profundo de relaxamento.

Hipnoterapia significa utilizar a hipnose para trabalhar diretamente com a mente subconsciente, canalizando os recursos para obter uma mudança positiva. A mente subconsciente controla nossos sentimentos e nosso comportamento e com freqüência forma um ciclo negativo que nos limita. A tensão, o estresse e a preocupação dificultam nossa habilidade para curar a nós mesmos.

A hipnoterapia tem sido utilizada com muito sucesso para lidar com problemas comportamentais. A hipnose pode funcionar bem com crianças, geralmente acima dos sete anos de idade, pois a poderosa imaginação da criança pode ser estimulada. O hipnotizador também pode tentar a sugestão pós-hipnótica, a técnica com a qual estamos mais familiarizados, graças aos hipnotizadores no palco. Primeiro o terapeuta conduz a criança a um estado profundamente relaxado, semelhante a um transe e então uma idéia ou instrução pode ser plantada em sua mente. Isso pode ser útil para acalmar seu filho, fazê-lo dormir à noite e evitar acessos de raiva e comportamento impulsivo.

Massagem

A massagem de diversos tipos pode trazer um enorme benefício para as pessoas que sofrem de DDAH. Com freqüência as crianças hiperativas são muito tensas e assim acumulam tensão nos músculos, podendo provocar dores de cabeça e outros problemas. A massagem pode liberar essas tensões e ajudar seu filho a atingir um estado mais relaxado e dormir melhor. Muitas crianças com DDAH adoram a atenção que recebem durante a massagem.

Naturopatia

O termo "naturopatia" foi criado em 1895 por John Scheel, um médico de Nova Iorque, mas originou-se das curas naturais populares na Alemanha no século XIX, que enfatizavam os benefícios do ar fresco, da luz do sol e dos exercícios. A naturopatia é amplamente praticada em muitos países e ainda é particularmente popular na Alemanha. A teoria é a de que uma dieta pobre, a falta de sono e de exercícios, com o estresse e a poluição, permitem o acúmulo de toxinas e catabolitos no organismo. O tratamento envolve orientação dietética – é recomendada uma dieta de alimentos sem aditivos ou ingredientes artificiais, com muitas frutas frescas e vários vegetais –, remédios à base de ervas, hidroterapia, exercícios e mudanças no estilo de vida, todos extremamente benéficos para o tratamento da hiperatividade.

Terapia nutricional

A terapia nutricional inclui o uso de métodos nutricionais para evitar ou tratar uma ampla variedade de quadros e de doenças. Grande parte das dietas modernas, com alimentos muito refinados, não tem minerais, vitaminas e outros nutrientes. O objetivo da medicina nutricional é descobrir quais são os déficits e acrescentá-los à dieta para que eles possam ser absorvidos e utilizados pelo organismo. Em geral, é melhor acrescentar minerais e nutrientes à dieta, uma vez que eles ocorrem naturalmente nos alimentos, mas com freqüência são utilizados suplementos vitamínicos e minerais.

Os terapeutas nutricionais também aconselham tratamentos para quaisquer alergias ou intolerância a alimentos. Normalmente eles recomendam um sistema de diagnóstico e eliminação de quaisquer alimentos que possam desencadear o comportamento hiperativo em seu filho, bem como dietas alternadas para evitar sensibilidades posteriores.

Osteopatia

A osteopatia é um sistema de diagnóstico e tratamento que utiliza o sistema musculoesquelético. Ela utiliza a manipulação suave para restaurar e manter o funcionamento adequado dos ossos e músculos. O criador da osteopatia foi Andrew Taylor Still, nascido na Virgínia, Estados Unidos, em 1928. Há alguma confusão quanto à osteopatia porque nos Estados Unidos os osteopatas são médicos, enquanto na Inglaterra eles podem não ser.

A osteopatia é utilizada no tratamento de problemas da coluna, de ligamentos, músculos e dos ossos. Ela melhora a drenagem linfática e a respiração, podendo ser muito eficaz no tratamento da hiperatividade.

A osteopatia cranial foi primeiro explorada por William Garner Sutherland, um aluno de Still. Ele acreditava que as dores de cabeça, o enjôo e a falta de concentração podem ser efeitos de problemas no crânio. Muitos bebês com cólicas podem estar sofrendo os efeitos secundários da pressão exercida no crânio durante o parto e podem se beneficiar enormemente da osteopatia cranial.

Meu bebê Joel gritou durante os dois primeiros meses de sua vida. Era terrível, e nenhum de nós estava conseguindo dormir. Levei-o ao médico que disse que ele estava bem e procurei ajuda sobre amamentação no seio. Essa pessoa veio me visitar e disse que o bebê estava se alimentando bem e obviamente ganhando peso, portanto, o choro devia ter alguma outra causa. Finalmente, um amigo sugeriu a osteopatia cranial. O osteopata disse que havia compressão na coluna e no crânio de Joel, como resultado do parto difícil (ele ficou preso no segundo estágio e foi necessário usar uma ventosa para tirá-lo) e que ele poderia liberar a pressão e os bloqueios resultantes. Foi surpreendente. Eu levei para o consultório um bebê chorão, com cólicas, tenso e agitado e no final do tratamento ele adormecia tranqüilamente!
Além do efeito imediato, após três sessões por semana, ele ficou muito mais calmo e começou a dormir muito melhor em casa!

Reflexologia

A reflexologia é um sistema de massagem nos pés praticada na maioria das antigas culturas, da China à América do Norte.

Na reflexologia, uma pressão suave, porém firme, com o dedo e uma técnica especial de massagem é aplicada em áreas dos pés e das pernas que correspondem a todas as glândulas, órgãos e partes do corpo. Supõe-se que as tensões no corpo se manifestam nos pés e nas mãos e o conseqüente bloqueio dos cursos de energia resulta em desequilíbrio e doença. Aplicando uma pressão suave com as mãos nas áreas importantes dos pés e das pernas, as toxinas podem ser eliminadas do corpo e melhorar a circulação, restaurando o fluxo livre de energia e nutrientes para as células do corpo.

A reflexologia não é uma terapia de diagnóstico mas pode mostrar se determinados órgãos ou glândulas estão sob pressão. Com freqüência, ela pode detectar danos ocorridos há muitos anos e também fraquezas que ainda não se transformaram em doenças.

As sessões de tratamento em geral duram de 50 a 80 minutos e a quantidade exigida varia de pessoa para pessoa, de acordo com a natureza do distúrbio. Durante o tratamento, o paciente pode sentir um leve desconforto em determinadas regiões do pé bem como cansaço e letargia no início, seguidos por uma sensação renovada de bem-estar. A reflexoterapia pode proporcionar uma profunda sensação de relaxamento, que pode estimular os processos de cura do corpo.

Reiki

Essa é uma antiga terapia japonesa, na qual as mãos são colocadas sobre o corpo para promover o relaxamento e a cura natural. É uma maneira de conectar a energia universal para melhorar a saúde e a qualidade de vida. O reiki atua sobre a causa do problema, não apenas nos sintomas externos, e trata a pessoa por inteiro, o corpo, as emoções, a mente e o espírito. O paciente simplesmente relaxa e desfruta do calor das mãos do profissional sobre a área de dor ou necessidade. O reiki também é útil em uma grande variedade de doenças e, como é capaz de induzir a um relaxamento profundo, mostra-se particularmente eficaz na hiperatividade.

Shiatsu

O shiatsu é uma terapia japonesa baseada nos mesmos princípios da acupuntura, na qual a pressão é aplicada sobre as linhas de energia, conhecidas como meridianos. Embora seja utilizada principalmente a pressão com os dedos, o profissional também pode utilizar os cotovelos e até mesmo os joelhos e os pés.

A massagem estimula a circulação e também o fluxo de energia vital do corpo, em japonês, Ki. O shiatsu fortalece o sistema nervoso e ajuda a liberar toxinas e tensões muito profundas. Em um nível mais sutil, o shiatsu permite aos pacientes relaxar profundamente e entrar em contato com as próprias habilidades de cura do seu corpo. O paciente normalmente deita sobre um *futon* e é aconselhável não comer nem beber muito antes de uma sessão. Em geral, surge uma sensação de tranqüilidade e bem-estar após o tratamento e muitas pessoas sentem-se ao mesmo tempo revigoradas e relaxadas.

Visualização e relaxamento

Pode ser difícil ensinar uma criança hiperativa a relaxar, mas vale a pena tentar. A técnica de relaxamento pode ser familiar para muitas mães que freqüentaram cursos de pré-natal, os quais com freqüência incluem exercícios de relaxamento. A técnica consiste em tensionar e então relaxar todas as partes do corpo sucessivamente.

- Deite de costas no chão, na cama ou em um local confortável.
- Comece pelos pés. Movimente os dedos e os pés, deixe-os relaxar. Erga ligeiramente as pernas e deixe-as cair. Movimente os joelhos, então relaxe. Contraia, e depois relaxe as coxas.

- Continue com as mãos, os punhos e braços. Feche bem as mãos, então relaxe. Deixe os punhos soltos. Erga os antebraços e depois deixe-os cair soltos. A seguir, tensione e relaxe os braços.
- Passe para os ombros. Erga-os, solte-os, em movimentos circulares, até que fiquem relaxados. A seguir, relaxe o pescoço. Pressione a cabeça contra o chão ou a cama, então relaxe novamente. Certifique-se de que o pescoço está reto e a cabeça não está virada para um dos lados.
- Agora leve sua atenção para o rosto. Levante as sobrancelhas, solte-as. Aperte os olhos, então relaxe. Franza a testa, então relaxe. Mexa o nariz. Aperte e solte o maxilar. Dê um sorriso amplo, então relaxe a boca. Afaste ligeiramente os lábios e solte o maxilar.
- Concentre-se na respiração. Inspire profundamente, expire, relaxando o tórax. Relaxe os músculos do estômago e continue respirando lenta e regularmente.

As técnicas de visualização também podem ajudá-lo a relaxar. Ajude seu filho dizendo que ele está em algum lugar adorável e tranquilo, como uma praia tropical, com o som do mar ao fundo, a brisa agitando as folhas das árvores, a areia quente da praia e o calor do ar. Ou, se a criança parece estar quente e febril, você poderia pensar em uma paisagem com neve, um boneco de neve e a sensação de flutuar no ar.

Com prática, essa técnica induz rapidamente a um estado de relaxamento e provoca o sono.

Reflexo tônico simétrico do pescoço

Uma terapia específica ao DDAH baseia-se em uma teoria desenvolvida pela doutora Miriam L. Bender, da Purdue University, nos Estados Unidos. Sua teoria é a de que muitas crianças experimentam dificuldades comportamentais e acadêmicas devido a um reflexo tônico simétrico imaturo do pescoço. Esse reflexo é desenvolvido nos bebês na fase de engatinhar e liga o pescoço, os braços e as pernas de modo que quando a cabeça é inclinada para trás ou para a frente a tensão aumenta nos músculos que esticam e flexionam os cotovelos, os joelhos e o quadril.

No desenvolvimento normal esse reflexo atinge a sua força máxima dos seis aos oito meses de idade e aos dois anos de idade está normalmente diminuído. Contudo, se isso não acontecer, o reflexo impede o movimento rítmico, coordenado e torna muito difícil para a criança sentar em uma carteira na posição "correta" para a escrita. Quando uma criança inclina o pescoço para a frente e coloca os braços na posição para escrever, as pernas tendem a esticar. Com freqüência, essas crianças sentam-se curvadas na carteira, com as pernas esticadas à sua frente. Para manter as pernas dobradas, elas podem colocá-las ao redor das pernas da cadeira, outra posição comum observada em crianças agitadas. Elas têm dificuldade para ficar sentadas quietas durante qualquer período de tempo e estão constantemente mudando de posição na tentativa de ficar confortáveis.

Com freqüência elas escrevem mal porque cada movimento do braço durante a escrita provoca uma mudança na tensão no pescoço e nos quadris. É muito difícil copiar coisas da lousa para o papel porque a constante mudança de posição do pescoço afeta os músculos dos braços e das pernas. Essas crianças em geral escrevem com letras espremidas para minimizar os movimentos.

Esse reflexo permite ao bebê engatinhar. Quando o bebê levanta a cabeça, os braços esticam, afastando o tórax do chão e os joelhos e quadris dobram, empurrando-o de volta sobre os calcanhares. Quando o bebê aprende a engatinhar, esse reflexo torna-se menos importante e aos poucos ele adquire controle sobre as diferentes partes do seu corpo.

Contudo, em algumas crianças – aquelas que não aprendem a engatinhar – esse reflexo pode não ser inibido. Nos bebês que começam a andar sem passar pela fase de engatinhar, que passam muito tempo em cercadinhos ou engatinham durante pouco tempo, o reflexo pode continuar ativo. É difícil saber se o problema é um resultado de o bebê não engatinhar ou se esses bebês acham difícil engatinhar devido a algum problema que está impedindo esse reflexo. Todavia, na opinião da doutora Bender, esses bebês devem ser encorajados a engatinhar e as crianças com sintomas de DDAH, que não conseguem ficar quietas e têm problemas de atenção, devem aprender a maneira adequada de engatinhar para ajudar a reprimir o reflexo em um estágio posterior.

O conselho da doutora Miriam Bender para pais de crianças pequenas é:

- Coloque o bebê de bruços a partir dos três meses de idade permitindo-o afastar-se do chão.
- Encoraje-o a engatinhar.
- Proporcione oportunidades para o bebê engatinhar.
- Não o coloque em andadores.
- Não use em excesso o cercadinho.
- Não estimule o bebê a andar cedo demais.

A doutora Bender desenvolveu um programa de exercícios para crianças mais velhas com o propósito de ajudar o corpo a amadurecer e reprimir o reflexo tônico simétrico do pescoço. É um programa de 26 semanas com exercícios que incluem balançar e engatinhar. Mais detalhes podem ser encontrados no livro *Stopping hyperactivity: a new solution*, de Nancy O'Dell e Patricia A. Cook, diretoras do Miriam Bender Diagnostic Center.

5

Enquanto eles crescem

Bebês hiperativos

Alguns pais de crianças hiperativas percebem que seus bebês são difíceis desde o início. Muitas crianças, posteriormente diagnosticadas com DDAH, tinham cólicas, eram agitadas e insones. Contudo, isso nem sempre acontece e alguns pais relatam que as crianças com DDAH dormiam bem quando eram bebês, enquanto aqueles que sentiam cólicas transformaram-se em crianças tranqüilas.

A cólica em si é um problema pouco compreendido. Ela é conhecida como "cólica dos três meses" porque em muitos casos tanto a cólica como o choro acabam por volta dos três meses de idade – na China ela é poeticamente conhecida como "o choro dos cem dias". Foram realizadas muitas pesquisas para descobrir se a cólica é na verdade provocada por gases presos no intestino, entretanto o pensamento atual é de que isso não é verdade. A cólica, ou o choro, algumas vezes podem ser provocados por dores no estômago, mas não o choro regular, durante a noite ou o dia que alguns bebês tendem a apresentar.

Com freqüência, os pais de bebês com cólicas dizem que eles são muito tensos e irritáveis. Eles acordam facilmente e nunca parecem ter dormido profundamente. As pesquisas sobre o sono dos bebês demonstraram que os recém-nascidos possuem um padrão de sono diferente daquele dos bebês mais velhos e das crianças. Um recém-nascido primeiro entra na fase do sono com sonhos e depois na do sono profundo. Por volta dos três meses o padrão muda e o bebê primeiro dorme profundamente e depois apresenta períodos de sonho e de vigília à noite. Nos bebês com cólica, algum mecanismo – talvez uma imaturidade no sistema nervoso ou nos circuitos cerebrais – parece impedir a transição suave do sono profundo. O bebê se contrai e acorda após um curto período de sono com sonhos e então é incapaz de voltar a dormir, o que o faz chorar de cansaço e frustração.

A melhor maneira de lidar com um bebê que sente cólicas é carregá-lo em um "canguru" ou mantê-lo firmemente apoiado no ombro, sustentando sua cabeça para que ele não possa agitar os membros ou movimentar a cabeça. Você deve caminhar ou balançar o bebê e também pode falar com ele com uma voz tranqüila. Em geral, ele responderá ao movimento e à sensação de segurança que lembra a maneira como ele estava protegido no útero. Os bebês com cólica, em sua maioria, ficam tranqüilos quando estão sendo empurrados no carrinho, carregados no "canguru" ou andando de carro, desde que não estejam com fome. Embalar o bebê ritmicamente nos braços, em um berço com balanço ou uma rede (você pode comprar uma rede especial que vem com um "moisés" e pode ser presa por cordas no teto) é muito confortante, especialmente se o ritmo for mantido em cerca de sessenta balanços por minuto – a mesma freqüência dos batimentos cardíacos ou dos quadris quando se faz uma caminhada vigorosa.

Outro problema dos bebês com cólicas é que algumas vezes é difícil alimentá-los pois eles lutam com o seio ou com a mamadeira. Isso pode acontecer porque, quando um bebê pequeno chora, a primeira coisa que pensamos é que ele está com fome e precisa ser alimentado. Na verdade, ele pode não estar com fome alguma (sobretudo se foi alimentado recentemente). Então, ele aceita o seio e começa a sugar buscando conforto e larga o peito novamente porque não deseja o alimento e chora de frustração. Se seu bebê repetidamente aceita o peito ou a mamadeira e então se afasta, isso geralmente significa que ele não está com fome. A melhor coisa a fazer é encontrar alguma outra coisa para confortá-lo.

À medida que o bebê cresce, você pode descobrir que ele não se acalma tanto quanto você esperava. Talvez ele durma menos do que os outros bebês e seja muito exigente e agitado durante o dia. Diferentemente dos outros bebês de 7-9 meses de idade que ficam felizes sentados com diversos brinquedos à sua volta, o bebê hiperativo vai engatinhar, rolar e subir em todos os lugares, apanhará alguma coisa só para atirá-la longe novamente alguns minutos depois e pode choramingar constantemente pedindo para ser carregado, apenas para se contorcer e reclamar querendo ser novamente colocado no chão.

Se seu bebê se enquadra nesse perfil, muitos pais acham que a melhor coisa a fazer é criar uma rotina e proporcionar muito estímulo. Com freqüência, esses bebês reagem bem quando participam de atividades especiais para bebês que estão começando a andar as quais lhes dão a oportunidade de engatinhar e correr, rolar sobre superfícies macias e utilizar o corpo. Eles também podem gostar de nadar e de passear fora de casa.

Bebês começando a andar

Em geral é quando a criança já está andando, aos dois ou três anos de idade, que a maioria dos pais percebe que o filho é diferente. Eles talvez tenham esperado que seu bebê agitado começasse a se acalmar, mas descobrem que ele não ficou nem um pouco mais fácil depois que começou a andar, a falar e a participar de atividades para crianças em idade pré-escolar.

A típica criança com DDAH não gosta de ser fisicamente limitada de nenhuma maneira. Ela sairá do berço ou do cercadinho ou ficará em pé gritando, sacudindo as barras. Ela lutará com o cinto do carrinho e tentará sair do cadeirão; se não conseguir, gritará de frustração. Para ela, será difícil sentar e brincar; ela coloca um bloco em cima do outro antes de deixá-los de lado, faz um ou dois riscos com o giz de cera antes de abandoná-lo, pega um livro, olha para ele durante um ou dois segundos e então passa para outra coisa. Ela é difícil de ser alimentada porque pega a comida e a atira longe, não fica sentada o tempo suficiente para fazer uma refeição completa. Seu sono pode ser irregular e ela pode reclamar ao ser levada para a cama ou para tirar uma soneca e dorme apenas durante curtos períodos.

Uma criança assim deixa os pais exaustos e tem dificuldade para fazer amizades ou participar de atividades sociais normais. As outras crianças não gostam de alguém que corre sem parar, perturbando suas brincadeiras, quebrando seus brinquedos e não espera sua vez.

Muitos pais esperam que o filho hiperativo vá se acalmar quando começar a freqüentar a pré-escola.

Infelizmente, isso nem sempre acontece. Apesar de algumas vezes a criança se beneficiar do estímulo e da atividade extra e dar uma folga à mãe exausta, ela pode continuar sendo difícil. Em grupos de mães e filhos, nos quais as mães ou outras pessoas se revezam para ajudar, a criança hiperativa pode rapidamente criar problemas. A mãe pode se sentir incapaz de ir embora porque seu filho precisa de supervisão constante ou porque os outros pais dizem que não conseguem lidar com ele.

Por mais difícil que pareça, é importante persistir na socialização do seu filho. É fundamental reservar um período para ficar com ele ajudando-o a brincar de maneira construtiva e também um período para ele estar com outras crianças que podem ajudá-lo a aguardar, ouvir e esperar sua vez. Apresentamos a seguir algumas instruções que podem ajudá-lo a preparar seu filho para a pré-escola ou para a escola:

- Certifique-se de que ele está olhando para você quando você estiver falando.
- Simplifique sua linguagem.

HIPERATIVIDADE 113

- Fale devagar.
- Dê instruções na ordem em que elas devem ser seguidas.
- Recorra a informações visuais, por exemplo, imagens, gestos e símbolos, para ajudar seu filho a compreender.
- Descreva o que a criança vai fazer, está fazendo e fez.
- Repita as principais palavras e informações.

Ajude seu filho a melhorar a linguagem conversando com ele, cantando canções com números e rimas e:

- Estendendo aquilo que ele deveria ter dito, por exemplo, quando ele disser "Colher caiu", repita "Sim, a colher caiu".
- Ampliando palavras simples, por exemplo, quando ele disser "carro", diga "Sim, você está andando de carro", ou qualquer coisa que seja adequada para seus atos.

Crianças em idade escolar

Quando as crianças vão para a escola, o DDAH torna-se um problema para outras pessoas além dos familiares; elas se tornam um problema também para a escola. Como as crianças com DDAH tendem a se sair melhor em situações mais estruturadas, é uma boa idéia visitar o máximo possível de escolas para verificar qual delas é mais adequada para seu filho. As escolas que permitem às crianças andar pelas instalações e escolher a atividade da qual desejam participar são adequadas para algumas crianças, mas é improvável que consigam o melhor de uma criança com DDAH. Procure uma escola onde haja uma estrutura e uma rotina diária.

Se seu filho recebeu o diagnóstico de DDAH, é importante expor o fato à escola antes ou assim que ele começar a freqüentá-la. É uma boa idéia pedir uma entrevista com o diretor e com o professor da classe do seu filho para explicar suas dificuldades e aquilo que você tem feito em casa. Muitas vezes ajuda se a escola tiver uma estratégia para você seguir em casa e vice-versa, para que seu filho não receba mensagens contraditórias.

Algumas vezes, os problemas das crianças com DDAH só ficam verdadeiramente visíveis quando elas vão para a escola. Isso acontece porque as dificuldades podem vir à tona em um ambiente social e quando se espera delas um trabalho mais organizado e concentrado. Talvez você tenha chegado à conclusão de que seu filho é do tipo ativo que gosta de correr e brincar com uma bola, mas jamais se interessou em ler tranqüilamente ou desenhar, ou seja, isso não lhe diz respeito. Contudo, a escola terá um ponto de vista diferente. Se o professor disser que seu filho apresenta problemas de comportamento na escola, ouça o que ele diz. Muitos pais mostram-se bastante defensivos e dizem: "Nunca tivemos problemas antes de ele ir para a escola". Talvez esse seja o caso, mas isso não significa que agora não há nenhum problema!

Com freqüência, as crianças com DDAH acham difícil ficar tranqüilas no novo ambiente da escola. Os problemas podem surgir em determinados momentos, por exemplo quando elas recebem instruções sobre o que fazer ou quando ouvem uma história no final da tarde e espera-se que fiquem tranqüilamente sentadas. Muitas vezes as crianças com DDAH enfrentam críticas na escola, entretanto elas precisam ter oportunidades para ser bem-sucedidas e receber elogios. Os professores devem ser lembrados de que é sempre melhor uma combinação de recompensas e elogios por bom comportamento associada à indiferença e depois ao castigo pelo comportamento destrutivo.

Talvez a escola necessite de uma ajuda extra para lidar com seu filho. Ela pode precisar de um auxiliar especial na sala de aula para supervisioná-lo e lhe oferecer informações adicionais. Muitas crianças com DDAH precisam que as instruções sejam repetidas e devem trabalhar durante períodos curtos com atividades físicas intercaladas. Se o caso do seu filho é mais grave, talvez seja bom você trabalhar com a escola para obter ajuda extra na sala de aula.

Se seu filho não recebeu o diagnóstico de DDAH, a escola pode sugerir uma consulta com um psicólogo educacional para ajudar a dar um diagnóstico. É possível fazer uma avaliação envolvendo um psicólogo, um médico e outros profissionais da saúde. Se for decidido que seu filho tem necessidades especiais, uma ajuda extra pode ser providenciada com a presença de um membro da equipe na sala de aula ou sessões particulares extras.

Inevitavelmente, em uma escola onde há muitas crianças na classe, os professores terão dificuldade para fazer adaptações em sua maneira de ensinar para facilitar a vida do seu filho. Contudo, se eles puderem fazer determinadas mudanças, isso facilitará o relacionamento com seu filho e beneficiará a todos. Quanto mais a sala de aula for organizada, mais fácil será para ele saber o que fazer. É importante o professor enfatizar o que ele *deveria* estar fazendo do que aquilo que ele *não* deveria estar fazendo.

Escrever as instruções bem como apresentá-las verbalmente pode ajudar. As instruções devem ser dadas uma de cada vez, de maneira simples e clara. Fazer contato visual com seu filho também ajuda. Pode-se pedir que ele repita as instruções para mostrar que compreendeu. Dividir uma tarefa em diversas tarefas pequenas e viáveis também pode ajudar, e seu filho talvez precise de ajuda para saber quanto tempo deverá gastar em cada parte. O *feedback* positivo ajudará a aumentar sua auto-estima e torná-lo mais disposto a aprender.

Os professores podem ganhar a atenção do seu filho usando seu nome, tocando seu ombro ou seu braço, ou utilizando um sinal não-verbal preestabelecido. É importante evitar reprimendas constantes, e os elogios merecidos resultarão na melhora do comportamento.

Também é importante que seu filho não fique com as tarefas atrasadas e os intervalos e a hora do lanche não sejam utilizados para colocá-lo em dia com as tarefas. Ele precisa desses períodos para correr e fazer exercícios físicos. Se ele precisar de uma pausa, pode receber uma pequena missão ou fazer alguma atividade física.

Se seu filho perturba muito na sala de aula, isso obviamente pode afetar a aprendizagem das outras crianças e não pode ser ignorado. Os professores precisam elaborar uma estratégia consistente para lidar com o comportamento inadequado. O melhor é primeiro ignorá-lo e então, se o comportamento negativo continuar, interrompê-lo, mostrando qual é o comportamento adequado e, se mesmo assim ele ainda continuar, usar o "tempo para pensar".

Algumas crianças com DDAH podem precisar tomar medicamentos na escola, normalmente o Ritalin. Como o efeito do medicamento utilizado para o DDAH dura apenas de 3 a 4 horas, a criança terá de tomar uma dose na escola. A maior parte das crianças pequenas não é capaz de assumir essa responsabilidade e muitas delas são caóticas, acham difícil lembrar se tomaram ou não o medicamento. Isso também acontece quando são mais velhas. As escolas não são legalmente obrigadas a dar medicamentos às crianças; algumas estão dispostas a fazê-lo, outras não. É importante conversar com o diretor e o professor para explicar o problema e a importância do medicamento para seu filho. A maioria estará disposta a ajudar de algum modo, mesmo que seja apenas verificando se seu filho tomou o medicamento em lugar de dá-lo diretamente à criança.

Adolescentes

Cerca de 70 por cento das crianças com diagnóstico de DDAH ainda o terão na adolescência e cerca de 10 por cento ainda o terão na vida adulta. Embora muitas crianças com DDAH fiquem mais calmas e menos hiperativas à medida que ficam mais velhas, os problemas de déficit de atenção com freqüência permanecem. Isso inevitavelmente afeta a aprendizagem do seu filho na escola, seu relacionamento com a família e sua auto-estima.

Os adolescentes são bastante conscientes de quaisquer diferenças entre as outras crianças. Em geral eles são ansiosos com relação ao que as outras pessoas pensam a seu respeito e particularmente vulneráveis às críticas. Se seu filho recebe críticas constantemente, ele vai "desligar". Ele pode achar que não está indo bem na escola e, portanto, não vai tentar. Sem ajuda e uma intervenção habilidosa, começa a se formar um círculo vicioso.

É mais importante do que nunca elogiar seu filho sempre que possível e tentar interromper o círculo baixa auto-estima/mau comportamento. Tente envolvê-lo em atividades físicas como esportes ou natação. Recompense e elogie o bom comportamento e tente ignorar o mau comportamento, a não ser que ele fique fora de controle. Tente acompanhar a vida social do seu filho; se ele parece estar formando amizades inadequadas, tente proporcionar alternativas atraentes em lugar de apenas criticar seus amigos ou proibi-lo de se encontrar com eles. Você talvez tenha de se aliar aos professores e à escola para assegurar que seu filho aproveite ao máximo as oportunidades de educação.

Fracasso na escola

Muitas crianças com DDAH fracassam na escola. Isso pode ter começado durante o ensino fundamental e, quando elas estão se preparando para exames importantes, podem estar muito atrasadas com relação aos colegas e sabem que não vão conseguir. Sem qualificações educacionais, suas chances de arrumar um emprego bem remunerado diminuem consideravelmente. Como o trabalho manual não especializado está cada vez menos disponível, esses jovens muitas vezes sentem-se inúteis.

As famílias podem achar cada vez mais difícil lidar com seu adolescente. Uma criança pequena é mais facilmente controlada do que um adolescente zangado. Ao descobrirem que seu filho é maior e mais forte do que eles, os pais podem sentir-se ameaçados e incapazes de lidar com isso, particularmente no caso de uma mãe solteira ou daquela cujo parceiro com freqüência está ausente, trabalhando. Ela tem de cuidar sozinha de um menino adolescente, principalmente se for agressivo e impulsivo.

Os adolescentes com DDAH tendem a ser considerados ainda mais negativamente do que as crianças mais novas. Algumas vezes os relacionamentos familiares são totalmente destruídos e na Inglaterra estima-se que 40 por cento dos adolescentes em instituições têm DDAH, algum distúrbio comportamental, ou ambos. Muitas criancas com DDAH não obtêm apoio na escola e seu comportamento pode resultar em suspensões, exclusões ou até mesmo expulsão, com resultados devastadores para seu futuro.

É importante ter certeza de que a escola está ciente dos problemas da criança e buscar seu apoio para encontrar soluções. A equipe escolar provavelmente será útil e cooperativa se você explicar a situação antecipadamente e mostrar que está disposto a ajudar em tudo o que for necessário. Atualmente, muitas escolas têm contratos feitos entre a criança, os pais e a escola para assegurar que a lição de casa seja feita, as regras obedecidas e a criança esteja recebendo a mesma mensagem dos pais e da escola. Não é aconselhável envolver-se em uma batalha na qual você culpa a escola pelo fracasso do seu filho. É muito mais construtivo trabalhar junto com ela, aumentando a probabilidade de receber ajuda para solucionar quaisquer dificuldades.

Problemas com a polícia

As pesquisas mostraram que os adolescentes com DDAH têm maior probabilidade de se envolver em problemas com a polícia. Isso pode acontecer devido à sua maior impulsividade ou porque eles consideram a aprendizagem tão pouco recompensadora que começam a se afastar da escola e se envolver no crime. Para o adolescente, o grupo de colegas é extremamente importante e as crianças que não freqüentam a escola têm maior chance de entrar em contato com aquelas que estão envolvidas em atividades indesejáveis.

Um estudo mostrou que a hiperatividade, a impulsividade e o déficit de atenção em crianças de oito anos de idade sugeriam a delinqüência na adolescência. Alguns pesquisadores acreditam que o DDAH está relacionado a distúrbios de personalidade em adultos, enquanto outros acreditam que o distúrbio de personalidade nos adultos pode ser um DDAH não diagnosticado. Contudo, isso não significa que toda criança com DDAH vai crescer para levar uma vida de crimes; simplesmente mostra que esse potencial existe, caso as necessidades da criança não sejam reconhecidas, se a família não conseguir lidar com ela e rejeitá-la, se ela não receber ajuda na escola e ficar sem qualificações educacionais ou algum tipo de apoio.

Os adolescentes com DDAH, mais do que as crianças menores, precisam ter sua auto-estima elevada. Uma das áreas nas quais eles podem se sobressair é nos esportes, portanto qualquer ajuda extra que você puder lhe dar, pagando para que ele freqüente atividades esportivas e treinamento, provavelmente renderá dividendos. Assim, as crianças com DDAH que são fisicamente ativas poderão ser mais capazes de se concentrar quando isso for esperado delas. Esportes de equipe também são bons para ajudá-las a socializar, trabalhar em conjunto e fazer amizades, o que muitas vezes é mais difícil na escola.

Algumas vezes, essas crianças podem se beneficiar se freqüentarem uma escola especializada onde suas necessidades particulares poderão ser atendidas. Infelizmente, para muitos pais, isso com freqüência significa unidades especiais para crianças com uma ampla variedade de problemas educacionais, comportamentais e emocionais, o que nem sempre ajudará seu filho. Portanto, muitos pais preferem pagar uma escola particular onde o filho ficará em uma classe com menos alunos, onde há mais professores e auxiliares e, muitas vezes, melhores instalações para a prática de esportes.

Conclusão

Os pais não devem pensar que o fato de seu filho ter recebido o diagnóstico de DDAH determinará um futuro triste para ele; longe disso. A maior parte das crianças hiperativas vai superar seus problemas e, se sua energia puder ser aproveitada em uma direção positiva, elas podem se tornar grandes realizadoras. Muitas crianças com DDAH irão bem na escola se receberem uma ajuda extra e há tratamentos que podem ajudar onde houver problemas reais. Outras jamais irão bem na escola, mas ainda podem ser auxiliadas a criar bons relacionamentos com os colegas, os professores e a família.

Muitas das terapias relacionadas neste livro podem proporcionar enormes benefícios às crianças com DDAH. Com firmeza, amor, apoio e ajuda, muitas delas vão florescer. Acima de tudo, essas crianças não devem ser tratadas como levadas, desobedientes e preguiçosas, mas receber compreensão e a ajuda prática de que necessitam para realizar seu potencial individual e levar uma vida plena e feliz.

Apêndice

Critérios do DDAH

Tabela 1:
Distúrbio de Déficit de Atenção por Hiperatividade (DDAH);
A. (1) OU (2)

(1) Seis (ou mais) dos seguintes sintomas de falta de atenção persistiram durante pelo menos seis meses a ponto de mostrar má adaptação e incompatibilidade com o nível de desenvolvimento.

FALTA DE ATENÇÃO

A   Com freqüência não consegue prestar atenção a detalhes ou comete erros por falta de atenção no trabalho escolar, no trabalho ou em outras atividades.

B   Com freqüência tem dificuldade para manter a atenção em tarefas ou atividades em conjunto.

C   Com freqüência não parece escutar quando se fala diretamente com ela.

D   Com freqüência não parece seguir instruções e não consegue terminar o trabalho escolar, tarefas ou deveres no local de trabalho (não devido a um comportamento rebelde ou incapacidade para compreender instruções).

E   Com freqüência tem dificuldade para organizar tarefas e atividades.

F   Com freqüência evita, não gosta ou reluta em se envolver em tarefas que exigem esforço mental prolongado (como trabalho escolar ou lição de casa).

G   Com freqüência perde coisas necessárias para as tarefas ou atividades (por exemplo, brinquedos, tarefas escolares, lápis, livros ou ferramentas).

H   Com freqüência se distrai com estímulos externos.

I   Com freqüência é desatenta nas atividades diárias.

(2) Seis, ou mais, dos seguintes sintomas de hiperatividade-impulsividade persistiram durante pelo menos seis meses a ponto de mostrar má adaptação e incompatibilidade com o nível de desenvolvimento.

HIPERATIVIDADE

A   Com freqüência mexe nervosamente as mãos ou os pés ou se contorce na carteira.

B   Com freqüência deixa a carteira na sala de aula ou outra situação onde isso não é adequado (em adolescentes ou adultos, isso pode estar limitado a sensações subjetivas de agitação).[1]

C   Com freqüência tem dificuldade para brincar ou se envolver tranqüilamente em atividades de lazer.[2]

D   Com freqüência é muito ativa ou age como se fosse "ligada na tomada".[3]

E   Com freqüência fala excessivamente.[4]

1. Alguns sintomas de hiperatividade-impulsividade ou falta de atenção que provocaram danos estavam presentes antes dos sete anos de idade.
2. Uma diminuição dos sintomas está presente em dois ou mais ambientes (por exemplo, na escola – ou trabalho – e em casa).

3. Deve haver evidências claras de dano clinicamente significativo na atuação social, acadêmica ou profissional.

4. Os sintomas não ocorrem exclusivamente no decorrer de um Distúrbio de Desenvolvimento Geral, Esquizofrenia ou outro Distúrbio Psicótico e não são explicados por outro distúrbio mental (por exemplo, Distúrbio de Humor, Distúrbio de Ansiedade, Distúrbio Dissociativo ou um Distúrbio de Personalidade).

IMPULSIVIDADE

F   Com freqüência responde antes de as perguntas terem sido completadas.

G   Com freqüência tem dificuldade para esperar sua vez.

H   Com freqüência interrompe ou perturba os outros (por exemplo, intrometendo-se em conversas ou jogos).

Tabela 2:
Oppositional Defiant Disorder (ODD)

1   Com freqüência perde a paciência.

2   Com freqüência discute com adultos.

3   Com freqüência desafia ou rejeita as ordens ou regras dos adultos, por exemplo, recusa-se a executar tarefas em casa.

4   Com freqüência faz deliberadamente coisas que aborrecem as outras pessoas, por exemplo, arranca o boné de outras crianças.

5   Com freqüência culpa os outros pelos seus erros.

6   Com freqüência é suscetível ou se aborrece facilmente com os outros.

7   Com freqüência é zangado e ressentido.

8   Com freqüência é rancoroso e vingativo.

9   Com freqüência xinga ou usa linguagem obscena.

(I) Pelo menos cinco dos nove comportamentos anteriores devem estar presentes mais do que o habitual no grupo de colegas.

(II) O ODD em geral começa por volta dos dezoito anos de idade.

O ODD pode evoluir para um distúrbio de conduta.

Tabela 3:
Distúrbio de Conduta

1   Furtou alguma coisa sem confrontação com uma vítima em mais de uma ocasião (incluindo falsificação).

2   Fugiu de casa pelo menos duas vezes enquanto morava com os pais ou em um lar adotivo (ou uma vez sem retornar).

3   Com freqüência mente (com exceção de mentiras para evitar abuso físico ou sexual).

4   Deliberadamente se envolveu em incêndio criminoso.

5   Com freqüência cabula aula (para pessoa mais velha, não comparece ao trabalho).

6   Arrombou a casa, o edifício ou o carro de alguém.

7   Destruiu deliberadamente a propriedade de outra pessoa (não por incêndio).

8   Foi fisicamente cruel com animais.

9   Forçou alguém a manter atividade sexual com ele/a.

10 Utilizou uma arma em mais de uma briga.

11 Com freqüência começa brigas físicas.

12 Furtou com confrontação de uma vítima (por exemplo, agressão, furto de bolsa, extorsão, roubo a mão armada).

13 Foi fisicamente cruel com pessoas.

Pelo menos três dos itens anteriores devem estar presentes por um período mínimo de seis meses.

Leitura complementar

Sobre hiperatividade:

DOUGLAS, Jo. *Is my child hyperactive?* Penguin, 1991.

O'DELL, Nancy; COOK, Patricia A. *Stopping hyperactivity: a new solution.* Avery Publishing, Nova Iorque, 1997.

TAYLOR, Eric (professor). *Understanding your hyperactive child: the essential guide for parents,* Vermilion, 1995

Sobre remédios alternativos:

Back to balance: a self-help encyclopedia of eastern holistic remedies. Estados Unidos/Japão, Kodansha International, 1996; Inglaterra, Newleaf, 1996.

CARTER, Jill; EDWARDS, Alison. *The elimination diet cookbook.* Element Books, 1997.

——————. *The rotation diet cookbook.* Element Books, 1997.

DAVIES, Stephen (dr.); STEWART, Alan (dr.). *Nutritional medicine.* Pan, 1987.

HARVEY, Clare; COCHRANE, Amanda. *The encyclopedia of flower remedies.* Thorsons, 1995.

HOFFMANN, David. *The new holistic herbal.* Element Books, 1990.

LEVER, Ruth (dra.). *Acupuncture for everyone.* Penguin, 1987.

Miranda Castro's homeopathic guide: mother and baby. Pan, 1992.

PRICE, Shirley; PARR, Penny Price. *Aromatherapy for babies and children.* Thorsons, 1996.

IMPRESSO NA

sumago gráfica editorial ltda
rua itauna, 789   vila maria
02111-031   são paulo   sp
telefax 11 **6955 5636**
sumago@terra.com.br

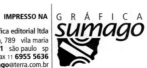

------ dobre aqui ------

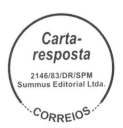

CARTA RESPOSTA
NÃO É NECESSÁRIO SELAR

O SELO SERÁ PAGO POR

AC AVENIDA DUQUE DE CAXIAS
01214-999 São Paulo/SP

------ dobre aqui ------

HIPERATIVIDADE

ple𝑥us

CADASTRO PARA MALA-DIRETA
Recorte ou reproduza esta ficha de cadastro, envie completamente preenchida por correio ou fax, e receba informações atualizadas sobre nossos livros.

Nome:_____ Empresa:_____

Endereço: ☐ Res. ☐ Coml. _____ Bairro:_____

CEP: _____-_____ Cidade: _____ Estado: _____ Tel.: ( ) _____

Fax: ( ) _____ E-mail: _____ Data de nascimento: _____

Profissão:_____ Professor? ☐ Sim ☐ Não Disciplina: _____

1. Você compra livros:

☐ Livrarias   ☐ Feiras
☐ Telefone   ☐ Correios
☐ Internet   ☐ Outros. Especificar:_____

2. Onde você comprou este livro?
_____

3. Você busca informações para adquirir livros:

☐ Jornais   ☐ Amigos
☐ Revistas   ☐ Internet
☐ Professores   ☐ Outros. Especificar:_____

4. Áreas de interesse:

☐ Fonoaudiologia   ☐ Terapia ocupacional
☐ Educação   ☐ Corpo, Movimento, Saúde
☐ Educação Especial   ☐ Psicoterapia
☐ Outros. Especificar: _____

5. Nestas áreas, alguma sugestão para novos títulos?
_____
_____

6. Gostaria de receber o catálogo da editora? ☐ Sim ☐ Não

Indique um amigo que gostaria de receber a nossa mala-direta

Nome:_____ Empresa:_____

Endereço: ☐ Res. ☐ Coml. _____ Bairro:_____

CEP: _____-_____ Cidade: _____ Estado: _____ Tel.: ( ) _____

Fax: ( ) _____ E-mail: _____ Data de nascimento: _____

Profissão:_____ Professor? ☐ Sim ☐ Não Disciplina: _____

Plexus Editora
Rua Itapicuru, 613   7º andar   05006-000   São Paulo - SP Brasil   Tel.: (11) 3862-3530   Fax: (11) 3872-7476
Internet: http://www.plexus.com.br   e-mail: plexus@plexus.com.br